ありがとうマカ
19人の不妊症克服報告
マカ・モラーダ種のすぐれた効果

監　修

医学博士・小野産婦人科院長
小野　倫一

生物科学最高位博士
グローリア・チャコン

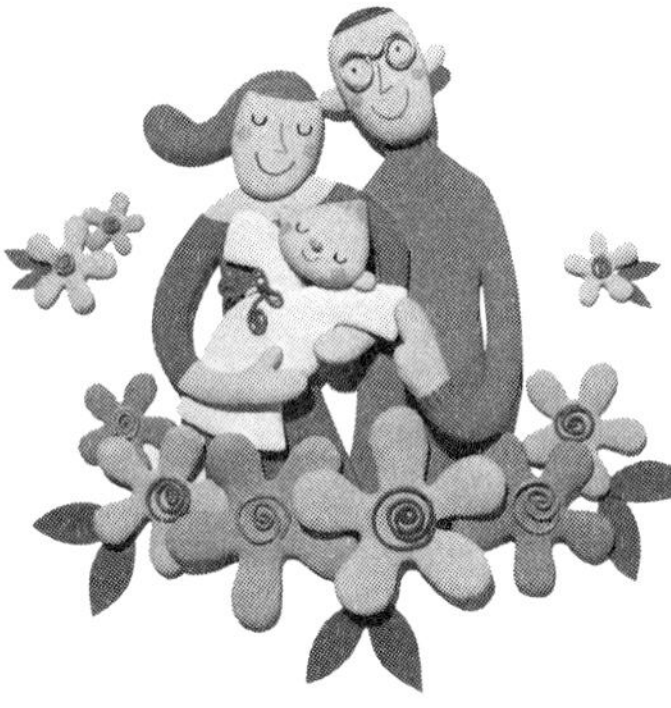

ハート出版

はじめに

マカは、数千年前から南米ペルーのアンデス地方で滋養強壮、受胎促進の生薬として珍重されてきました。マカは、ビタミンやミネラルなどの成分をはじめとして、妊娠を促進するアルギニンなどを豊富に含んでいます。

マカのはたらきは医学的にも確認されており、最近では、マカを不妊治療の補助食品として用い、好結果を得ている産婦人科専門医が増えています。

マカモラーダは、マカのなかでもとりわけ成分の密度が濃い品種です。本書は、マカによって不妊を克服した方々の体験談を中心に、不妊症とマカモラーダについてくわしく説明しています。不妊症に悩んでいるご夫婦が、マカモラーダによって健康な赤ちゃんを授かることを願っております。

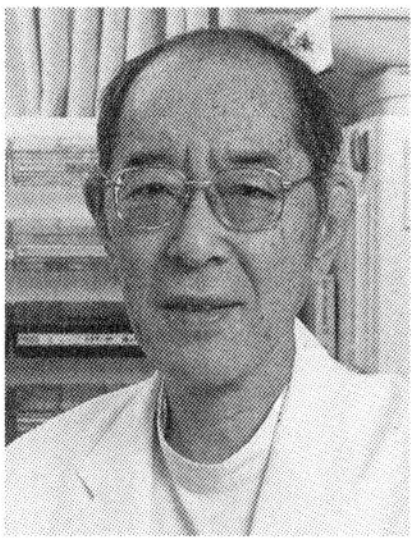

平成15年3月

医学博士・小野産婦人科院長
小野倫一

●カバーデザイン／サンク
●カバーイラスト／滝くみこ
●本文デザイン／大熊泰成
●本文イラスト／山田　円
●取材協力／マカ生産者連合会
●取材協力／ハーブ機能研究センター
●編集協力／テスタ

『ありがとうマカ　19人の不妊症克服報告』目次

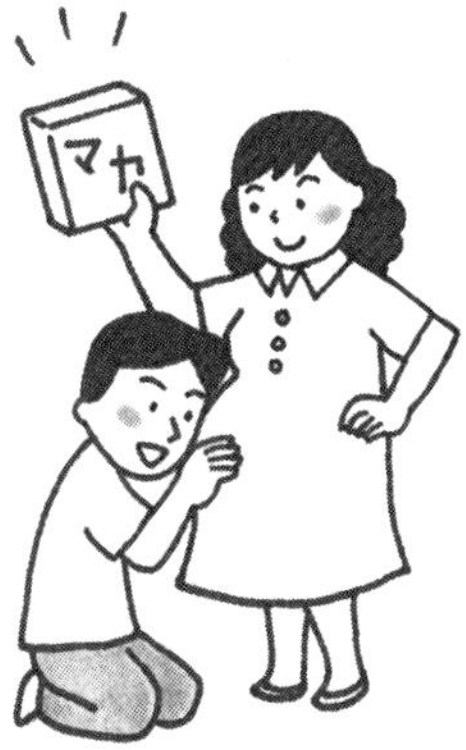

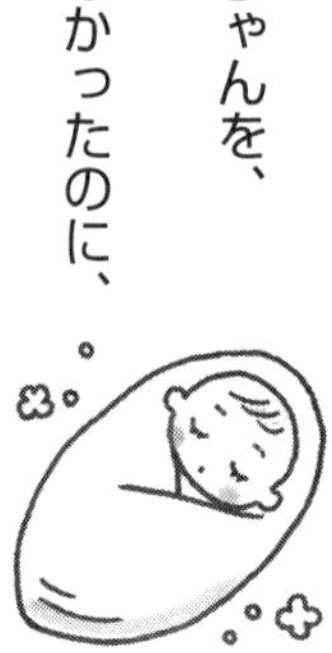

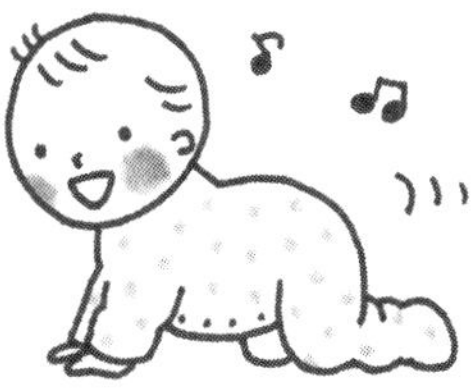

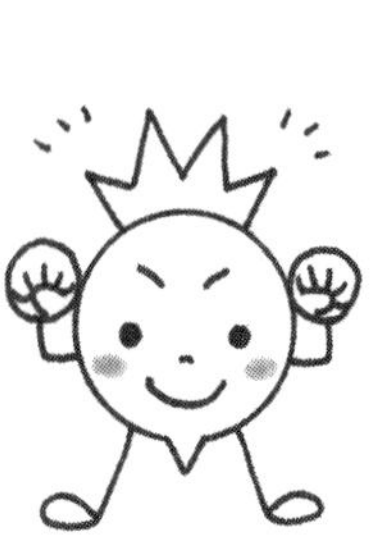

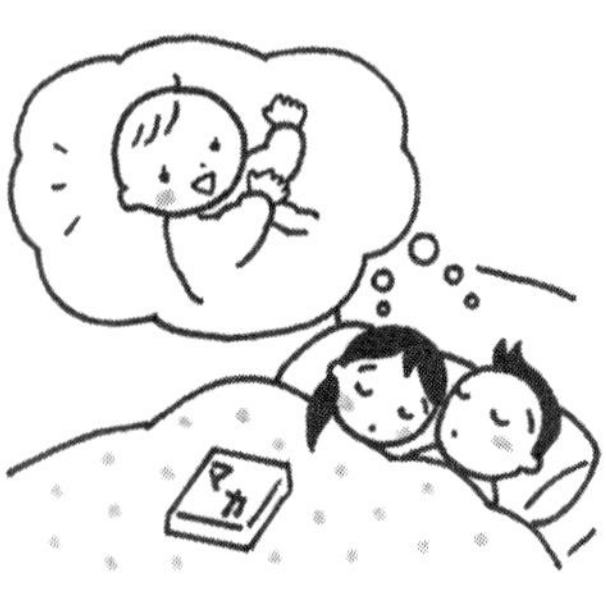
マカ

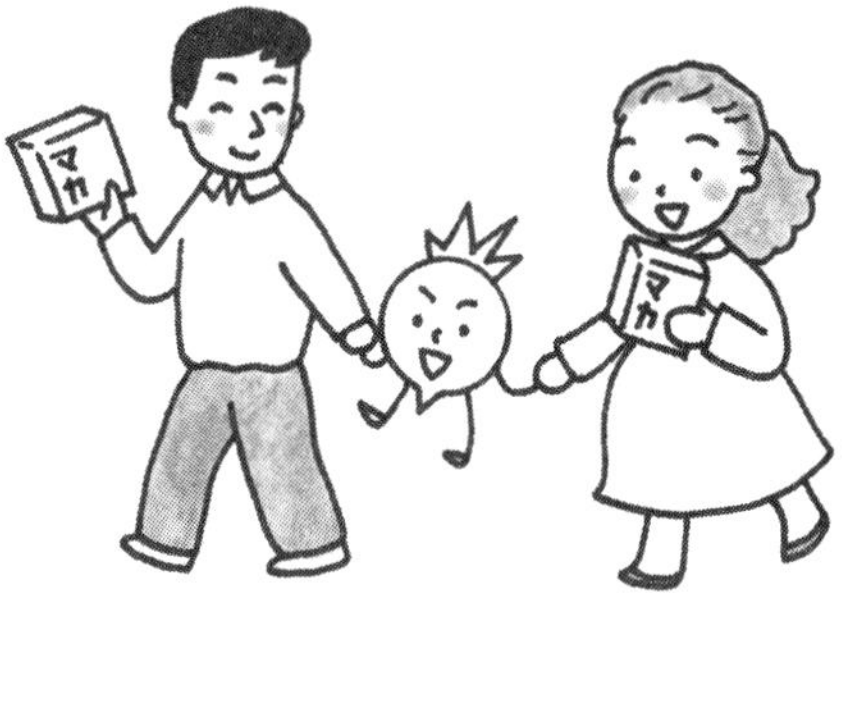
マカ
マカ

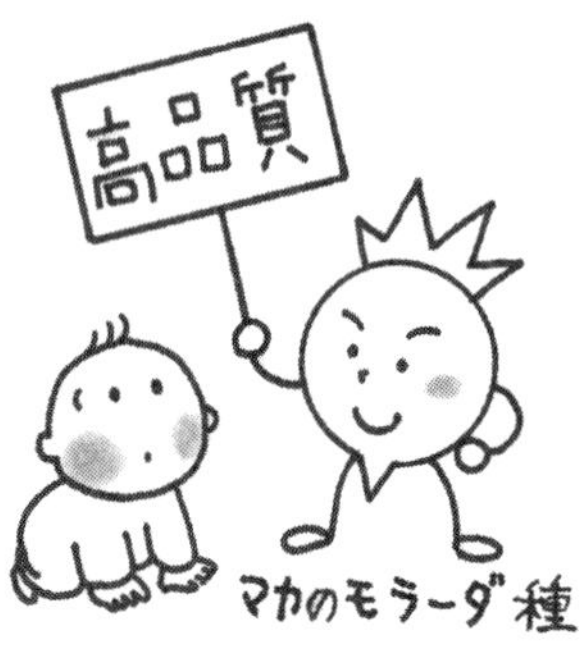

高品質
マカのモラーダ種

第1章

マカで
不妊の悩みを
解消する

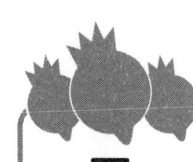

不妊を解消する薬草マカのすばらしい効果

◆10組に1組の夫婦が不妊に悩んでいる

赤ちゃんがほしくても、なかなかできない……。

日本には、こういうご夫婦が約100万組おられます。この数字は、10組に1組の夫婦が不妊に悩んでいることになり、なかには子どもを持つことをあきらめている方もおられるかもしれません。

不妊症を治して赤ちゃんを授かり、無事に出産するには、信頼できる産婦人科の主治医から、きめ細かな治療とアドバイスを受けることが必要であることは、いうまでもありません。

それとともに、夫婦がおたがいのからだの仕組みと気持ちを理解し、いたわり合

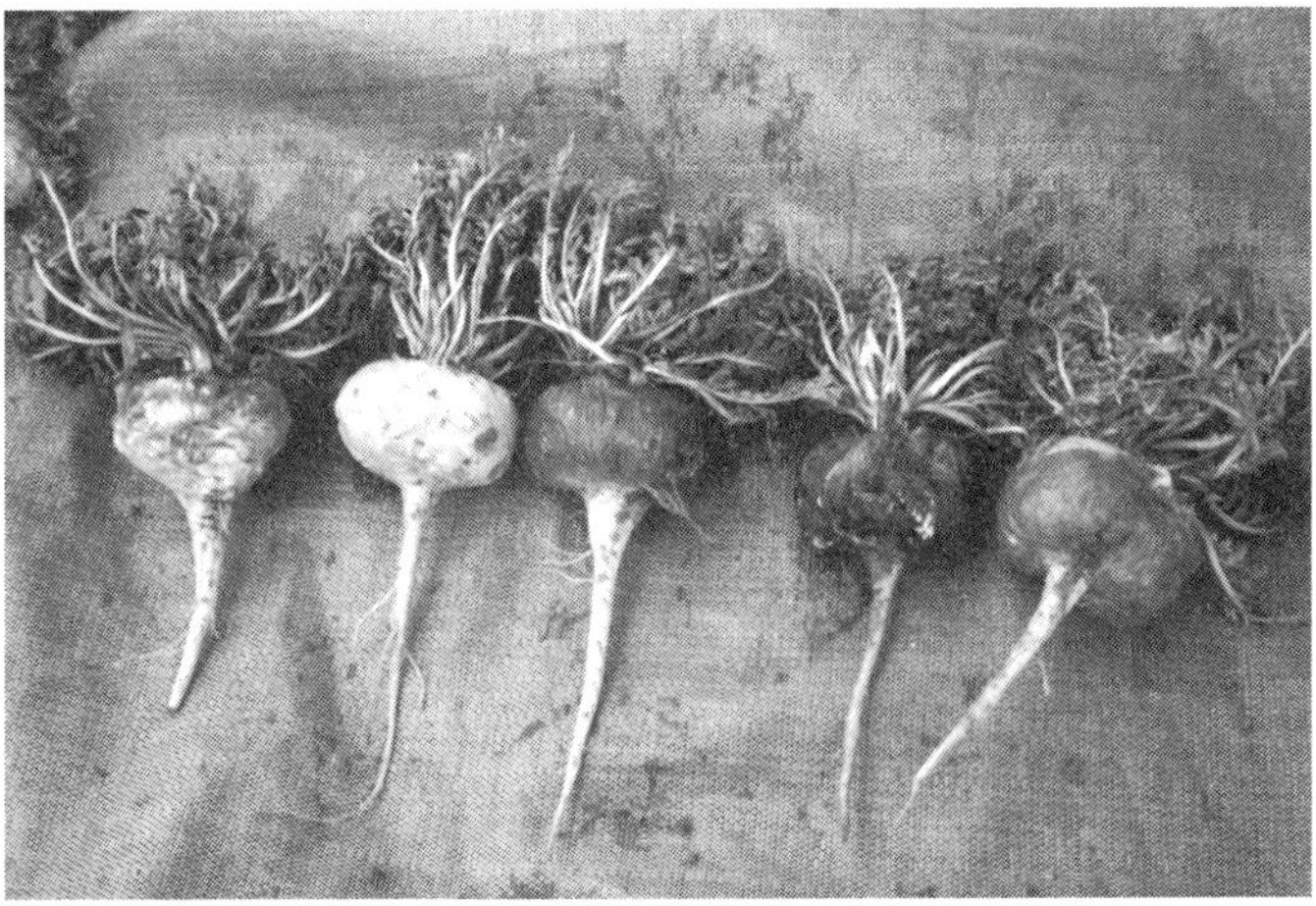
マカはいろいろ種類があり、濃色系のモラーダは現地でも貴重である

いながら、日常生活のなかに妊娠しやすい環境をつくっていく心がまえも欠かせません。

この本でご紹介する「マカ」は、これまでに不妊に悩んでいたたくさんの夫婦に、「赤ちゃん、誕生！」という朗報をもたらしてきているアンデスの生薬です。

◆マカは、妊娠のメカニズムを正常にする

妊娠という新しい生命をはぐくむいとなみには、これだけ進歩した現代医学でも、まだよくわかっていない部分があります。

とくに、生殖というメカニズムは、ホルモンという微量の物質にコントロールされているために、男性も、女性も、ほんのちょ

っとした不具合があると、正常にはたらきません。

「マカ」には、このちょっとした不具合を治す力があるのです。事実、これまで現代医学で考えられるあらゆる治療を何年もの間、受けてきてもまったく妊娠の兆候がなかった夫婦でも、マカを飲みはじめてから、早い方は1カ月から3カ月で「妊娠できた」という例はたくさんあります。

不妊という症状は医学的にいうと、「避妊をしていないのにもかかわらず、妊娠しない状態が2年間続いていること」となります。赤ちゃんがほしいと願い、正常な夫婦生活を送っているのに妊娠しない状態が2年以上続いた場合、不妊と診断されるのです。妊娠という自然のメカニズムが正常にはたらいていないのですから、医学的な治療が必要になります。

少し、むずかしい話になりますが、不妊の基礎知識として覚えておいてください。不妊の原因には、生殖に関係する器官に障害があるケースと、原因がよくわからないケースの二つがあります。

生殖器官に異常があるケースには、男性の場合では、たとえば精巣（睾丸）から精子が送られてくる輸精管が途中でふさがっていて精子が射精されない、精子の数

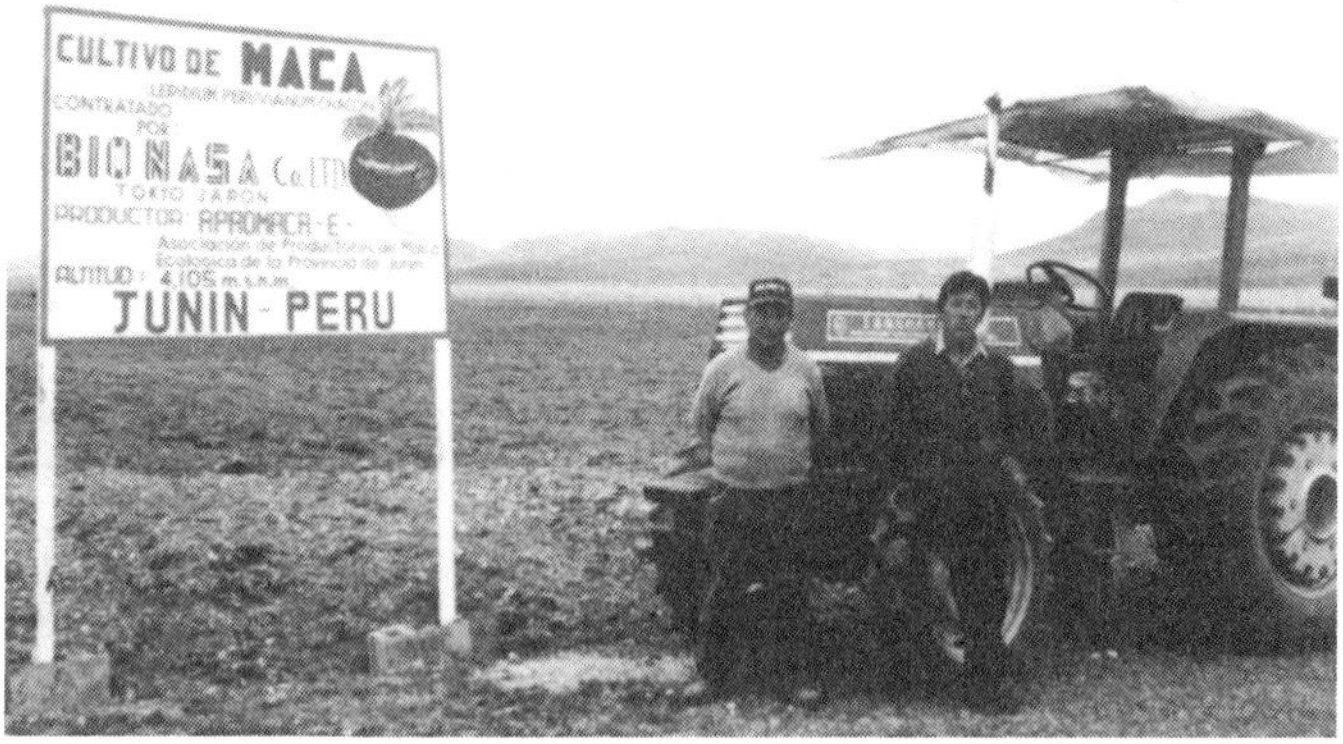
CULTIVO DE MACA
CONTRATADO
POR
BIO NASA Co.LTD
TOKYO JAPON
PRODUCTOR: APROMACA-E
ALTITUD: 4.105 m.s.n.m.
JUNIN - PERU
ペルーのフニン県にある契約農場で、良質なマカのモラーダ種が育っている

が少ない、などが原因となります。女性の場合は、卵管がふさがっていて卵子と精子が受精できない、などの障害があります。

このように生殖器官に異常がある場合は、検査で原因が見つかればそれをとり除く治療ができます。医学の治療技術は、どんどん進歩しているので、これまで治療不可能といわれていた不妊も、治すことができるようになっています。

◆マカは治療がむずかしい不妊を改善する

問題なのは、原因のわからない不妊です。生殖器官にとくに障害がないにもかかわらず妊娠できないのですから、治療がむずかしい不妊となります。このような原因がよ

くわからない不妊を治す健康食品として、世界中から注目されているのが「マカ」です。

とくに良質なマカのモラーダ種は、南米ペルーのアンデス山脈の中腹、海抜4000〜5000mにあるボンボン高原の、おもにフニン県で自然栽培されている根茎生薬です。長年、不妊で悩んでいるご夫婦にマカを飲んでもらったところ、妊娠したというううれしい報告がたくさん寄せられています。

最近の研究で、原因のよくわからない不妊が、妊娠に関連したホルモンが十分に分泌されない、されても正しくはたらかない、あるいは全身の機能が低下して

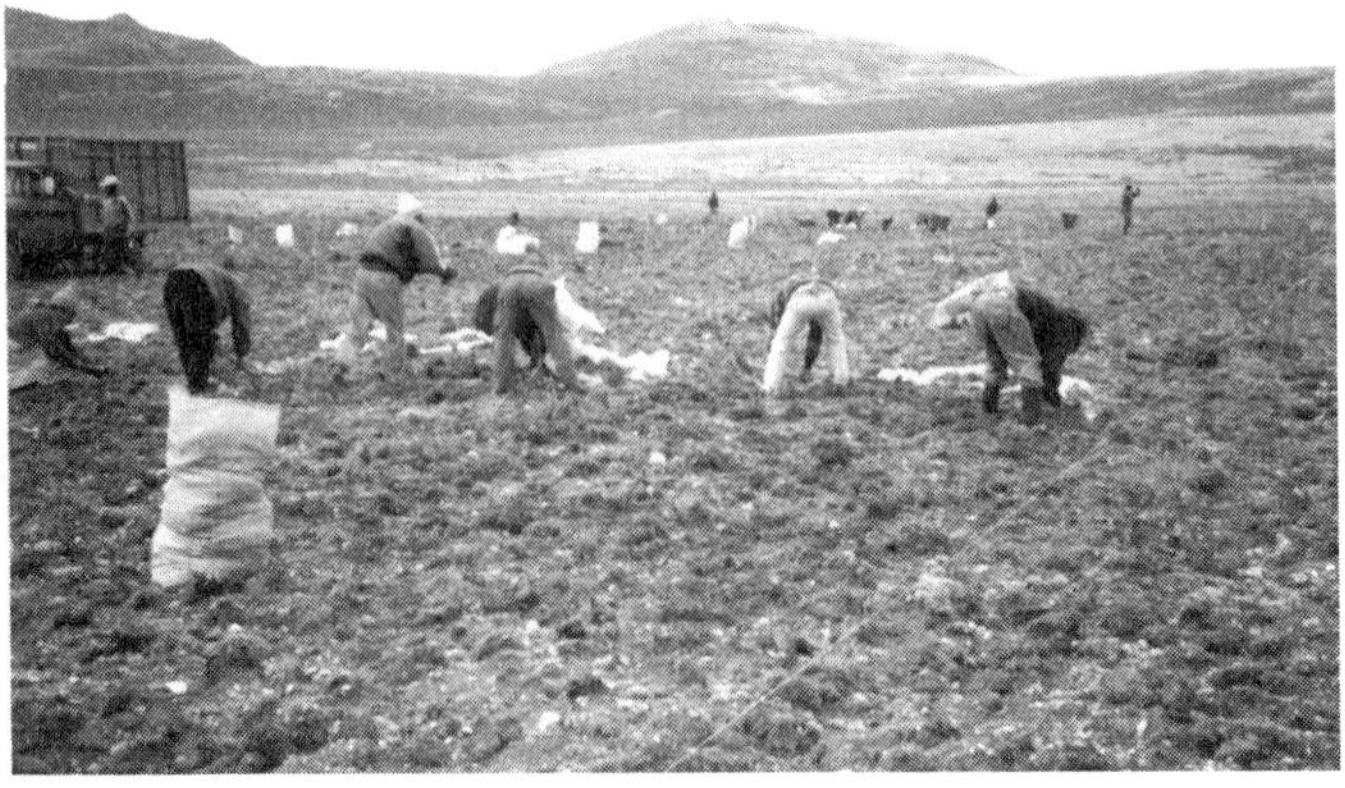

マカの収穫

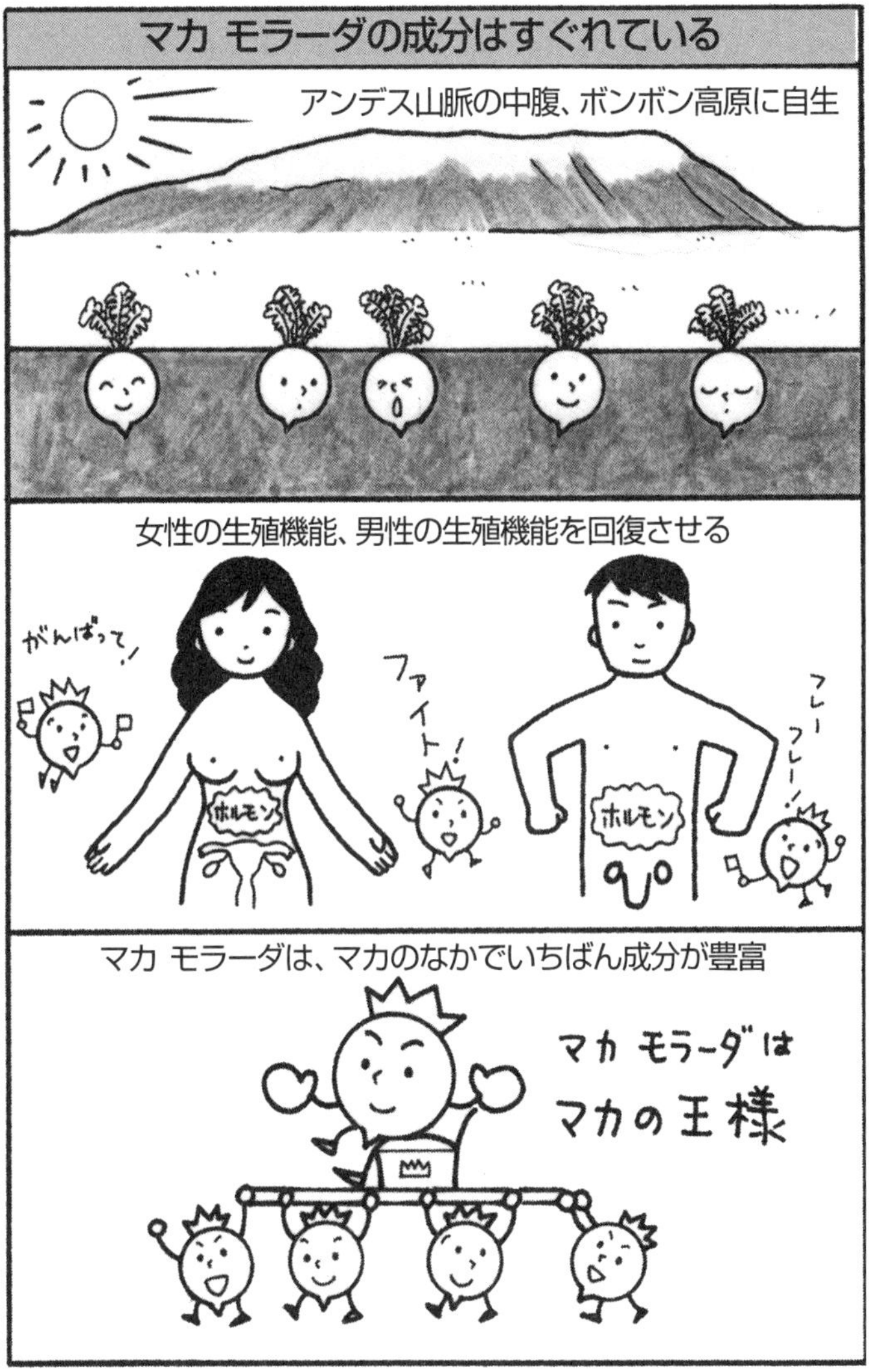
マカ モラーダの成分はすぐれている
アンデス山脈の中腹、ボンボン高原に自生
女性の生殖機能、男性の生殖機能を回復させる
がんばって！
ファイト！
ホルモン
ホルモン
フレーフレー！
マカ モラーダは、マカのなかでいちばん成分が豊富
マカ モラーダは
マカの王様

いるために妊娠がスムーズに行われない、などの障害によって起こることがわかってきました。マカには、このような不妊をまねく全身の機能の低下を回復させる効果があります。

これは、生薬を用いて生命力を回復させ、それによって病気を治す漢方医学の発想に近いものがあります。事実、日本の産婦人科医でも漢方を用いた不妊治療が行われていますが、漢方で期待どおりの結果が得られなかった人でも、ぜひ試してほしいのが「マカ」なのです。

南米のアマゾン・アンデス地域は、世界の生薬の宝庫といわれ、その質量は他を圧倒しており、専門家たちも注目しています。たしかに、東洋の漢方にも朝鮮人参のように「マカ」に似た成分を持つものもありますが、その機能には、明らかに違いがあります。

数十年前には、ごく一部の地域の人びとだけが恩恵に浴していたマカの効能が、ペルーの科学者や欧米の研究者たちの科学的分析と臨床試験によってつぎつぎと明らかにされ、各国の不妊治療を行っている産婦人科医の注目の的となっているのです。

マカのこの有効成分が不妊症を改善する

◆必須アミノ酸が豊富なマカ

マカには、さまざまな有効成分が豊富に含まれています。各種の必須アミノ酸、ビタミン、ミネラル、それにアルカロイドなどの活性物質です。

タンパク質は、アミノ酸からつくりだされます。人間のからだやホルモンなどの体内生成物質は、ほとんどがタンパク質でつくられています。

タンパク質は複数のアミノ酸から合成されますが、体内では合成できないアミノ酸があるので、それらは食品によって摂取しなくてはなりません。これらは必須アミノ酸と呼ばれていますが、マカには質の高い必須アミノ酸が豊富に含まれているのです。

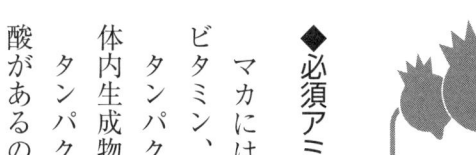

◆生命活動を助けるビタミン、ミネラルも豊富

ビタミンやミネラルは、直接エネルギー源やからだの細胞組織などにはなりませんが、三大栄養素であるタンパク質や脂質、糖質などが、筋肉や血液などにかわったり、エネルギーになったりする代謝という生命活動を助け、スムーズに行えるようにはたらきます。そのため、ビタミンやミネラルが欠乏すると代謝が正常に行われなくなり、さまざまな障害や症状があらわれるようになります。マカにはこの代謝を活発にさせるビタミンB_1・B_2・B_6・B_{12}・Eなどや、カルシウムやリン、鉄、亜鉛などのミネラルがたっ

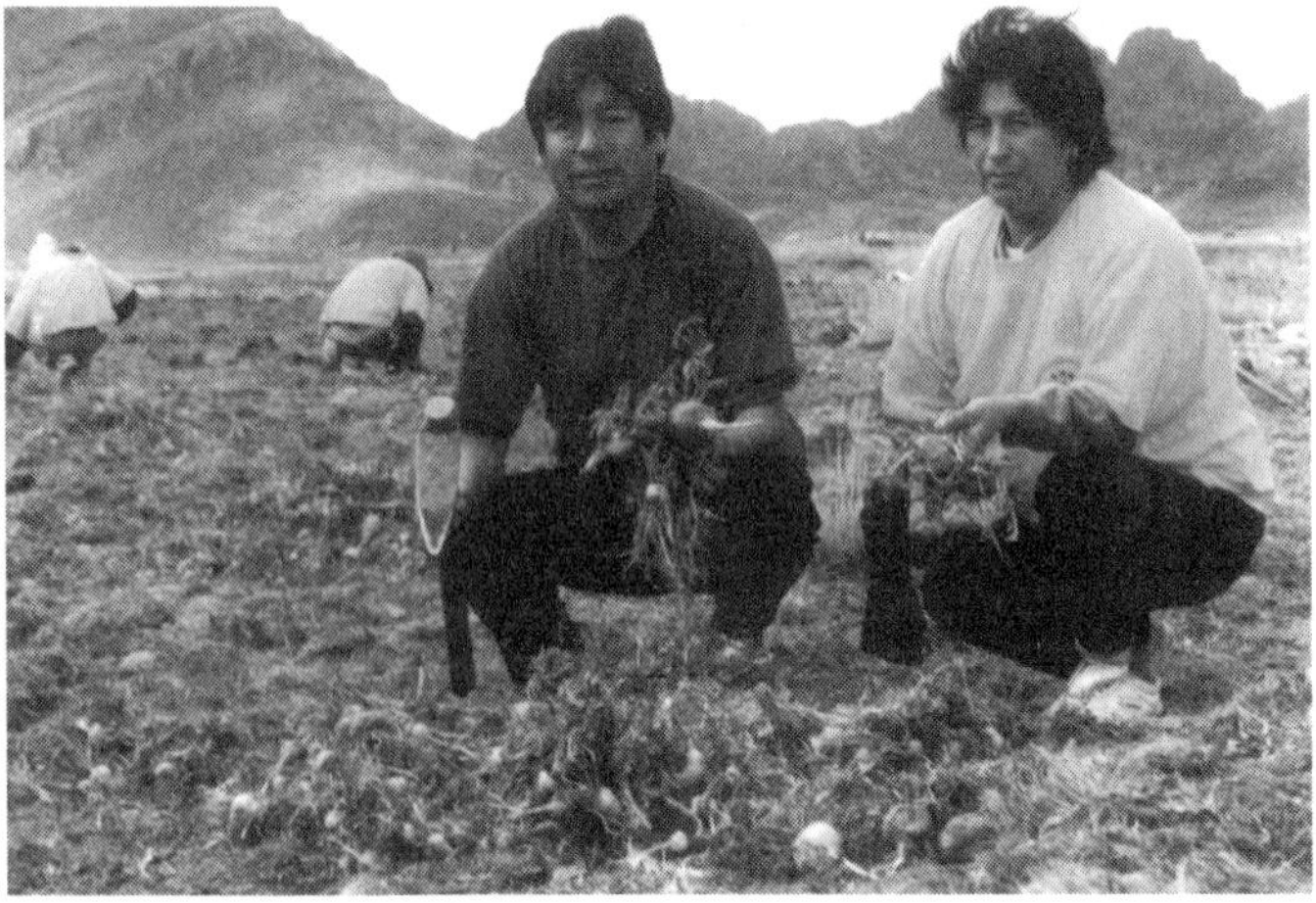

マカを収穫するアンデスの人びと

マカの化学成分組成

	(%)
タンパク質	12.55
脂　質	2.2
炭水化物	59.0
繊維質	8.5
灰　分	4.9
その他	12.85

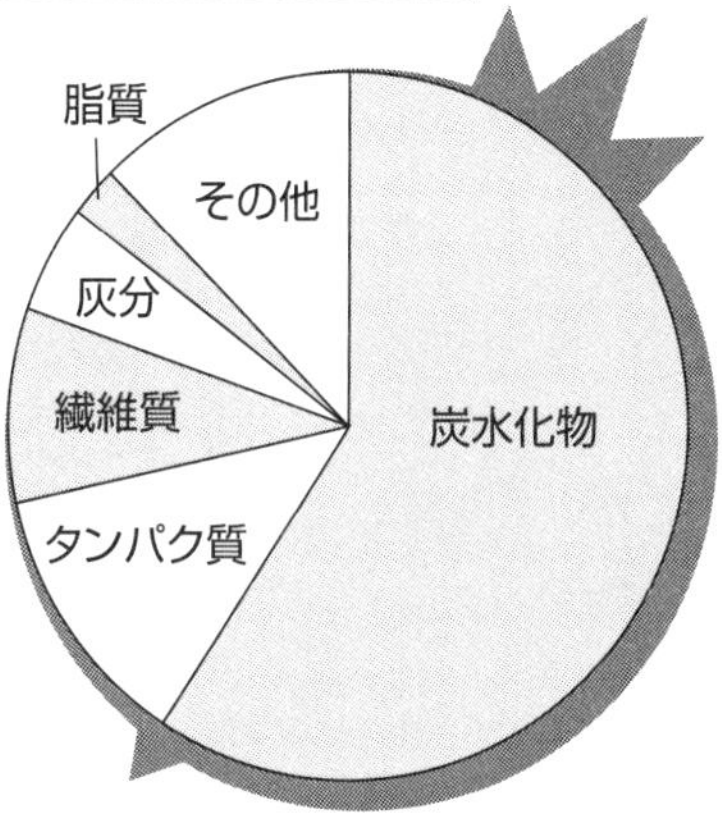

マカのアミノ酸組成

	(mg)
アスパラギン酸	91.7
グルタミン酸	150.5
セリン	50.4
ヒスチジン	21.9
グリシン	68.3
トレオニン	33.1
シスチン	N D
アラニン	63.1
アルギニン	99.4
チロシン	30.6
フェニールアラニン	55.3
バリン	79.3
メチオニン	28.0
イソロイシン	47.4
ロイシン	91.0
リジン	54.5
トリプトファン	N D
プロリン	0.5
サルコシン	0.7

マカのミネラル成分

	(mg)
Fe（鉄）	13.4
Mn（マンガン）	1.9
Mg（マグネシウム）	100.0
Zn（亜鉛）	3.3
Na（ナトリウム）	15.9
K（カリウム）	1940.0
P（リン）	340.0
Ca（カルシウム）	332.0

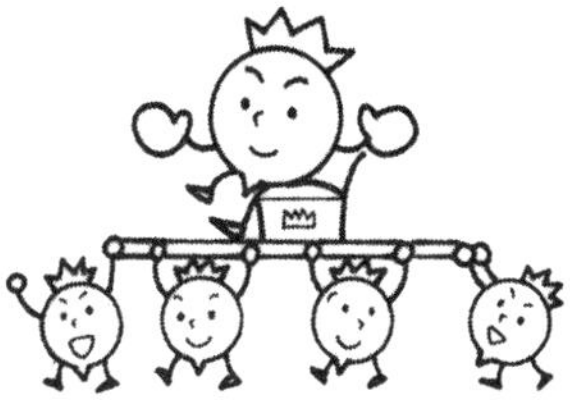

ぷり含まれているので、マカを飲むと妊娠や出産に必要なからだのはたらきを向上させることができるのです。また、そのほかの生命活動に必要な活性物質が豊富なこともマカの特徴です。

活性物質とは、新陳代謝などのさまざまな生命活動を活発にしてくれる物質で、脳内物質など、体内で生成されるものもありますが、食品などのかたちでとり入れることもできます。

マカには、アルカロイドをはじめ、アントシアニン、サポニン、テルペノイド、デキストリンなど、ほかの薬草にはみられない多種多様な活性物質が含まれています。これらのマカの有効成分が、生命活動を促進させ、若返りを増進させてくれます。なかでも不妊症の改善に効果があるのが、必須アミノ酸であるリジンやアルギニン、そして活性物質である芳香性グリコシラントやアルカロイド、デキストリンです。

◆リジンは、女性ホルモンの分泌を促進させる

リジンは「アミノ酸の母」とも呼ばれ、女性の生殖機能をととのえ、妊娠しやす

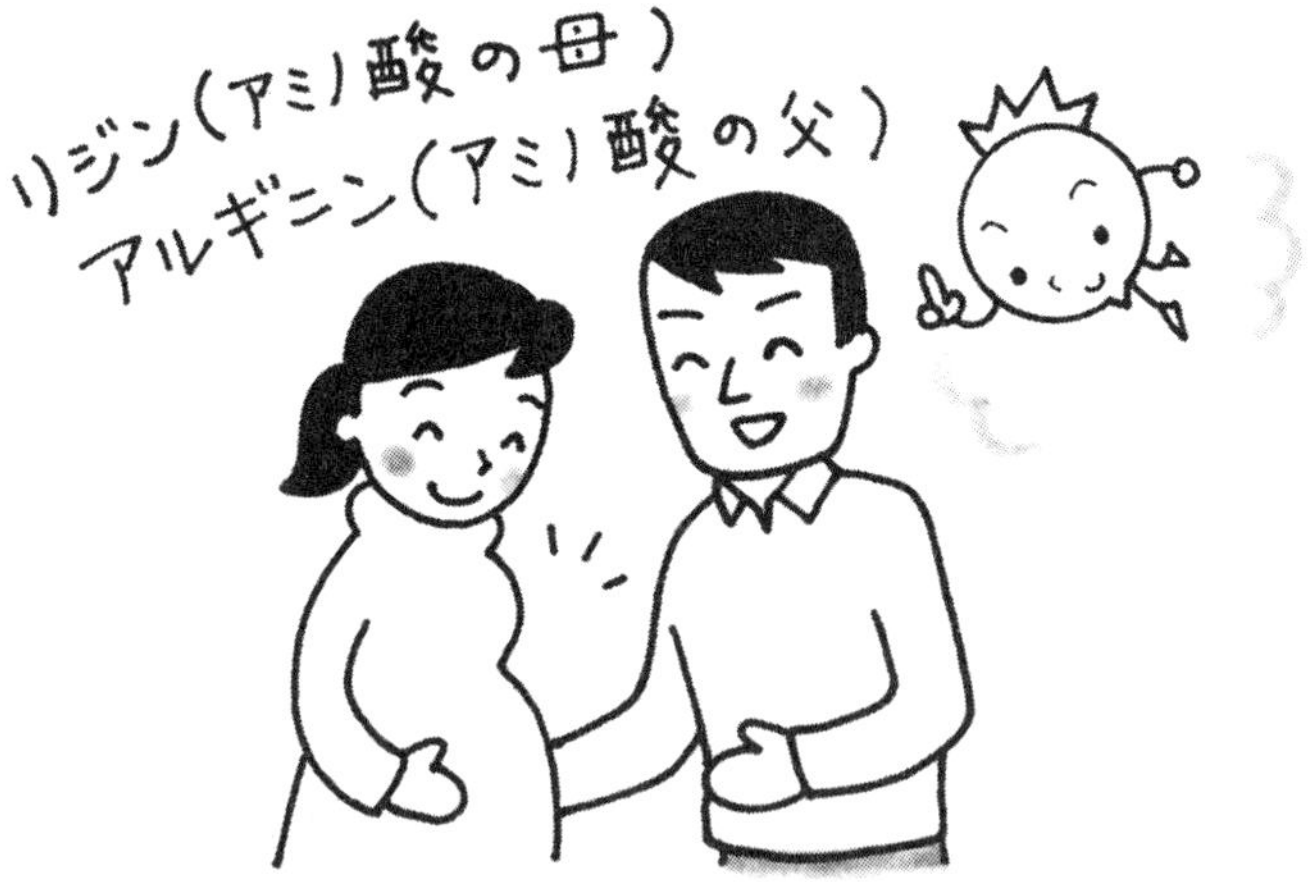
リジン(アミノ酸の母)
アルギニン(アミノ酸の父)

リジンやアルギニンを十分に取ると、妊娠しやすくなる

い体質をつくるはたらきがあります。いっぽう、アルギニンは別名「アミノ酸の父」といい、男性の生殖細胞成分の80%を占めています。したがって、リジンやアルギニンを十分に摂取すれば、生殖器官のホルモンの活動が活発になり、妊娠しやすいからだの環境がととのえられるのです。

とくにリジンには、女性ホルモンのエストロゲンの分泌を促進するはたらきがあります。エストロゲンは、女性にとって重要なホルモンです。

女性は、まだ幼いうちから卵巣のなかに未熟な卵子を持っています。この段階ではまだ未熟な卵子ですが、妊娠可能な年齢に達すると成熟をはじめます。成熟するのは通常は1個の卵子で、約1カ月ごとに卵管に排卵され、精子との受精を待ちます。このような女性の生殖機能を成熟させるのがエストロゲンなのです。

不妊で悩む女性には、このエストロゲンの分泌がうまく行われていないために月経異常や、まったく月経のない無月経症を起こしている人が多くみられます。しかし、マカを飲むことによってエストロゲンの分泌が促進されれば、このような症状が改善され、妊娠しやすいからだになることができるのです。

マカには男性の不妊症を治す絶大な力がある

◆不妊の原因は、男女ともに50%

かつて日本では、不妊の原因は女性の側だけにある、と考えられてきました。そ

のため、

「3年、子無きは去れ」

などという言葉が平気でまかり通っていました。しかし現在では、男性側にも原因があって不妊が起こることがわかっています。統計では、不妊の原因は男性側に約50％、女性側に約50％あり、男女ともに等しく不妊の原因を抱えていることが指摘されています。

男性の不妊の原因としては、インポテンツなどの性交障害や、精子の数が少なかったり精子の異常で運動量が足りなかったりするために受精できないなどのケースがあります。

マカに含まれるアルカロイドやデキストリンなどのホルモン活性物質には、これらの原因を改善するすぐれた効能があります。

まずアルカロイドには、ストレス性インポテンツの症状を改善する作用があります。

ある統計によれば、現在、40代後半の男性の20％、50代後半の男性の50％が勃起不全、つまりインポテンツを訴えています。その比率はひと昔前よりも高く、しかも年々、増加する傾向にあります。若い男性にもインポテンツが増えています。

なぜ、インポテンツが増加しているのでしょうか。

その理由は、ストレスにあります。ストレス過多の生活環境が大脳を疲れさせ、勃起中枢のはたらきを低下させているのです。マカを飲んでアルカロイドをとると、過敏になった神経がしずまるので大脳中枢の疲労がとり去られ、勃起が正常に起こるようになります。

また、デキストリンには、ペニスへの血液の流入を活発にする作用があります。勃起は、ペニスを構成している海綿体に血液が流入して起きる現象です。したがって、血液の流入を促進すれば、勃起不全は解消されるのです。

◆マカは、男性の生殖機能の低下を回復させる

最近の新聞報道で、都会に住む20代、30代の男性は、地方の男性に比べて精子の量が半分に減っているというショッキングなニュースがありました。ダイオキシンなどの環境ホルモン物質が原因といわれ、社会問題となっていることはみなさんもごぞんじだと思います。

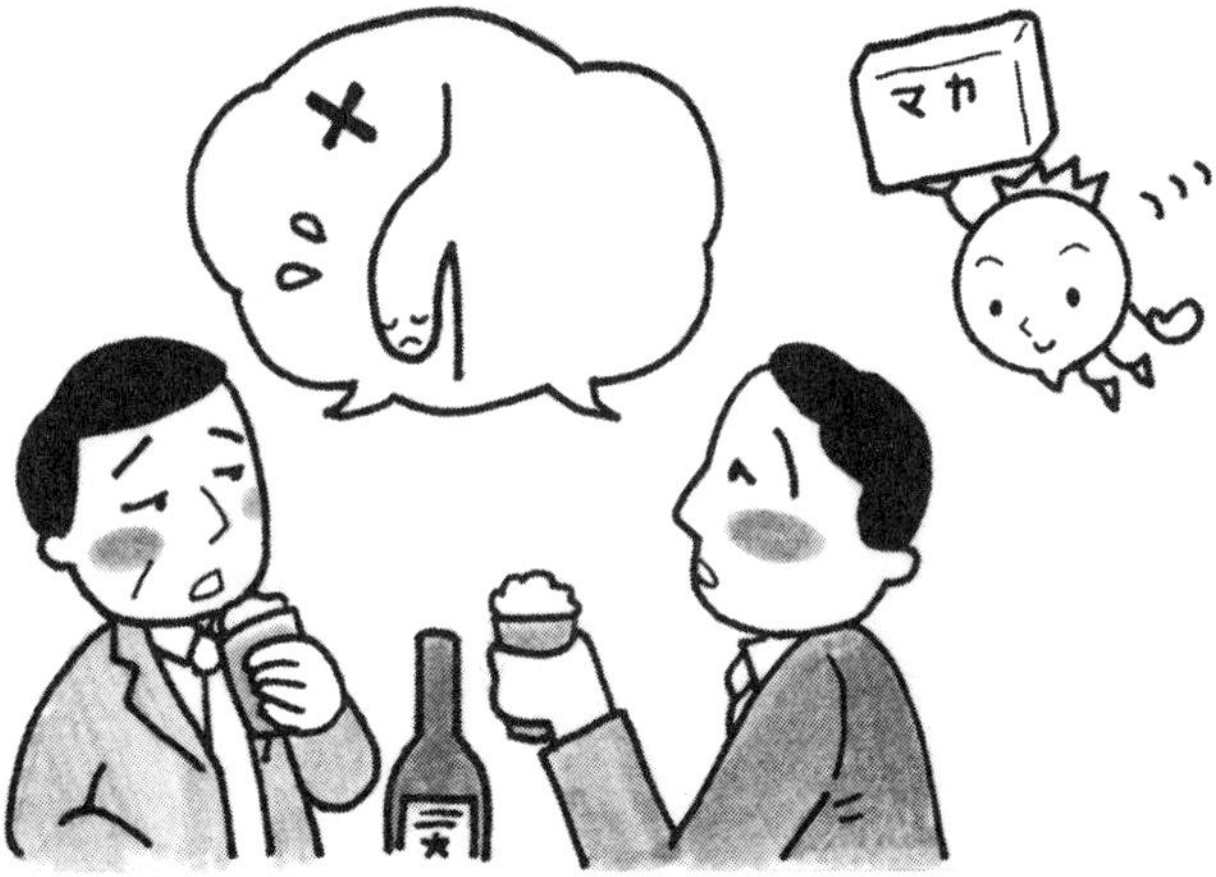

マカは、「天然のバイアグラ」といわれ、滋養強壮作用がある

この問題は、従来の医学の治療では、解決できないのが現状です。

しかし、このような男性の不妊にもマカが威力を発揮することが臨床的に実証されています。

マカに含まれる成分が、精子の生成を促進し、元気な精子をたくさんつくるようにしてくれるのです。

このようにマカを飲むと、マカの有効成分がはたらいて副作用もなく安心して男性の不妊を改善してくれます。

夫婦でマカを飲むと高い妊娠効果が得られる

◆不妊の原因は、男女ともにある

マカに含まれている有効成分は、女性と男性の不妊の原因をともに治すようにはたらくので、不妊に悩んでいるカップルがそろってマカを飲めば、よりいっそう妊娠しやすいからだの環境をつくることができます。

あるご夫婦は、婚期が遅れたこともあり、結婚後すぐに妊娠を望んでいたのですが、5年間たっても、妊娠することはなかったのです。それで不妊を疑い、夫婦そろって検査をしたところ、不妊の原因が二人ともにあることがわかりました。

奥さんには月経の間隔が通常よりやや長い月経不順の傾向があり、ご主人には精子の量が少なく精子異常の傾向がみられました。精液中の精子の量が少ないからと

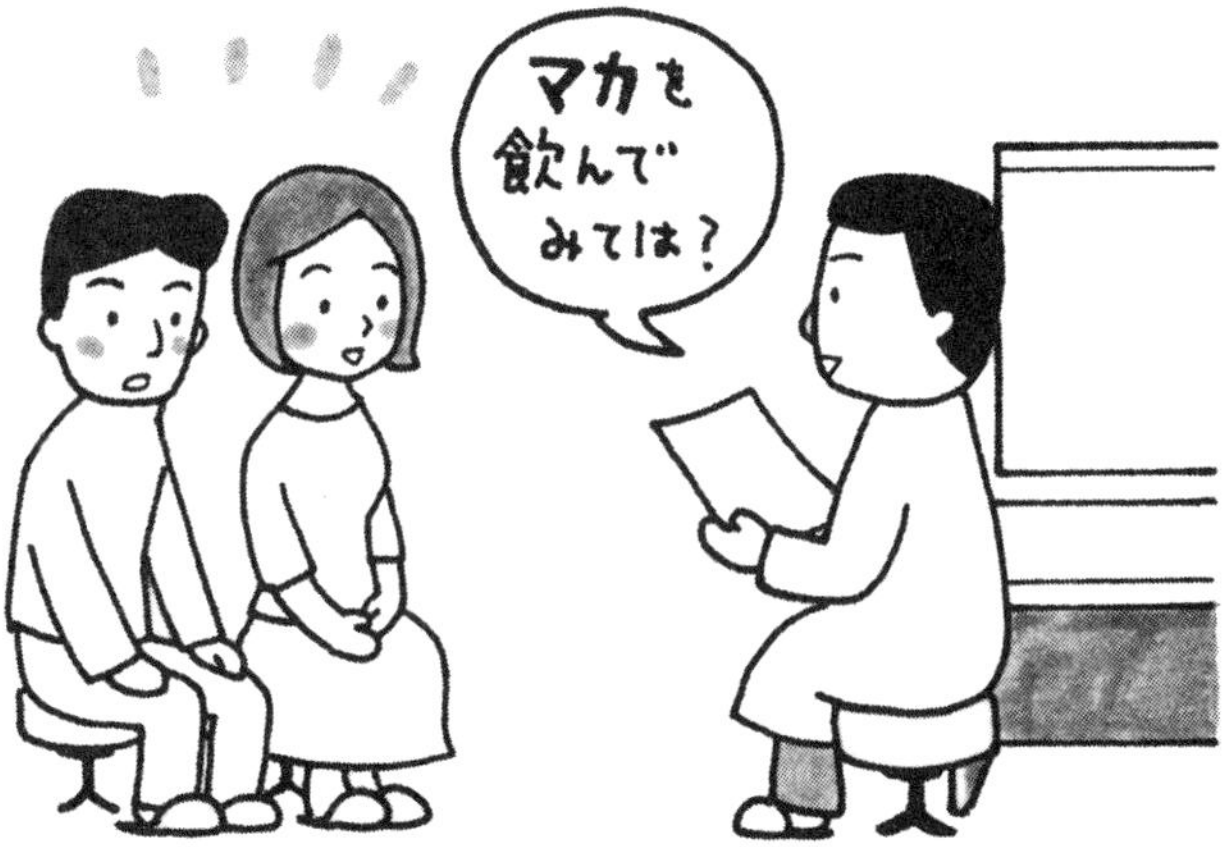

日本でも、不妊治療とあわせてマカをすすめはじめている

いって、妊娠しないというわけではありませんが、妊娠の確率は低くなります。この夫婦の場合は、両方に原因があったために、より妊娠しにくくなっていたので、ホルモン療法とタイミング法による不妊治療を約1年間試みましたが、結果は同じでした。

◆マカが不妊治療を促進した

そこで、夫婦いっしょにマカを飲むことをすすめ、同時に奥さんの月経周期に合わせてくわしい検査をすることにしました。ところが、検査の前日になって奥さんが妊娠していることがわかったのです。もちろん、このご夫婦はたいへん喜ばれました。

この結果に、マカの効能が深くかかわっ

ていることは明らかです。この夫婦の場合は、マカを飲みはじめてわずか1カ月後に妊娠しています。この例からも、マカを夫婦でそろって飲むと、より高い効果を得られることがわかります。これまで不妊症の治療では、女性と男性にそれぞれ異なる薬を処方していましたが、マカの有効成分は、男性と女性どちらの不妊にもすぐれた効果を発揮するのです。近年、不妊症治療の臨床現場でマカが注目されている理由には、こうした症例がたくさんあるからなのです。

産婦人科の専門医が不妊治療にマカをすすめている

◆マカを飲んで短期間で妊娠

前項で、そろってマカを飲みはじめて1カ月で妊娠したという夫婦を紹介しましたが、かならずしもこのような短期間で妊娠できるわけではありません。不妊の原因となるホルモンの分泌や生活環境などに、個人差があるためです。しかしながら、マカをいっしょに用いて不妊治療を行った症例に、「飲みはじめて3カ月以内で妊娠した」夫婦が多いことも事実なのです。

マカによって、多くの夫婦が不妊を克服しています。とくに、長い間、不妊治療を続けてきた夫婦が、マカを飲んだら短期間で妊娠できた、というケースが最近増えています。

たとえば、排卵誘発剤を使用しても効果が得られなかった女性が、マカで不妊を治すことに成功しています。この方は、長期にわたって排卵がなくなる持続的無月経症でした。持続的無月経症とは、3カ月以上にわたって月経がない症状をいいます。

第一子は、排卵誘発剤によって29歳のときに妊娠し、無事に出産しました。その後、第二子を望み、再び排卵誘発剤を用いましたが、7年間続けても、妊娠できませんでした。

そこでマカをすすめ、本人も了承して飲みはじめたところ、10日ほどで排卵がはじまり、４カ月後には妊娠することができたのです。

◆効能がより高いマカのモラーダ種

また、人工授精を何度試みても失敗していた夫婦が、二人でマカを飲みはじめたら、たちまち妊娠できた、という例も近年増えています。

わたしのところでも、マカを不妊症の方におすすめして、５年になりますが、副作用なく、機能性不妊にすぐれた効果のあるマカは、大変喜ばれています。

最近は、マカもいろいろな製品が出回っていますが、わたしのところでは、天日乾燥のマカのモラーダ種で結果を出しています。

これだけすぐれた効きめがあるのですから、全国の産婦人科医がマカに注目するのも当然といえるでしょう。

第2章
「天然のマカで赤ちゃんができた」体験談

マカで赤ちゃんができた

不親切な不妊治療にくじけず、マカを飲みはじめた直後に妊娠しました

鈴木ひとみさん　29才・結婚2年

●その気になれば、すぐ妊娠できると思っていました

結婚して1年くらいたったころから、そろそろ子どもをつくろうか、という気持ちになりました。最初は、その気になれば、すぐに妊娠するものだと信じていました。

ところが、いっこうに妊娠する気配がありません。まわりからは「お子さんはまだ?」と心ない言葉をあびせかけられることも少なくなく、ストレスもたまるいっ

ぽうでした。そこで思いきって、大学病院の不妊外来に行ってみたのです。

ところが、検査をする前からいきなり、「きょうから不妊治療をはじめます」と医師にいわれ、いやな気分になりました。また、患者さんも多く、予約をとるだけでも大変でした。

また、前の患者さんの治療が長引き、時間どおりに診察がはじまらないのです。しかも、病院に通うのに片道30分もかかり、通院のたびに勤めを休まなくてはなりません。検査だけで3カ月もかかると聞き、だんだん通院がおっくうになってきました。

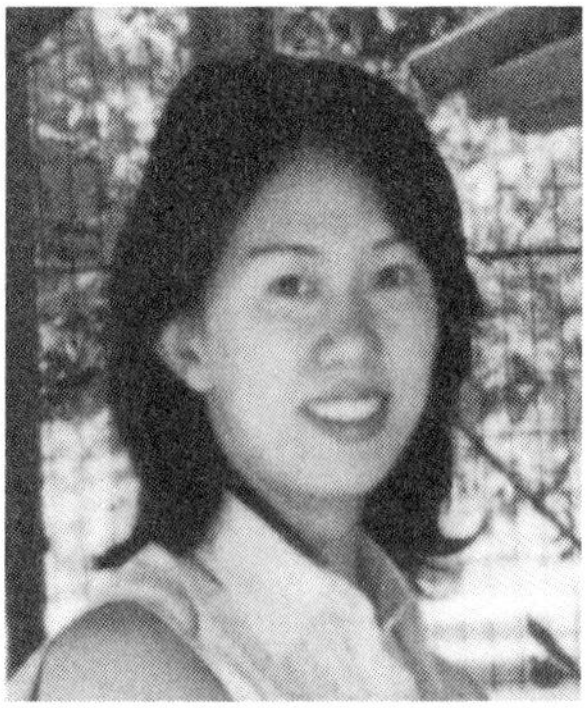
鈴木ひとみさん

検査の途中結果によると、卵管はきちんと通っていることがわかりました。主人の精液も調べてもらいましたが、運動率がじゃっかん低めというだけで、とくに問題は見つかりません。

そのころには、不妊の原因がはっきりせぬまま、このまま通院を続けることに疑問を感じていました。検査もそろそろ終わりに近づいたので、自分でも本を読んで、不妊治療の情報収集に努めることにしました。そこでマカに出合ったのです。

マカを飲む分量は1日2包。これを朝と晩の食前に飲みました。幸い主人も協力的で、朝食前に1包、飲んでくれました。

●マカを飲みはじめて1カ月。生理がこない……。いまでは妊娠5カ月め

マカを飲みはじめた2週間後に排卵期があったのですが、いま考えると、そのときに妊娠したようです。

以前から28日周期できちんと生理があったのが、その月にかぎって生理がきません。もしやと思い、妊娠判定薬を買って自分で調べてみたら、プラスの反応が出たのです。すぐに病院へ行って検査をしてもらったところ、はっきり妊娠がわかりました。

マカを飲みはじめて1カ月もたたないうちに赤ちゃんができたなんて、信じられませんでした。主人もわたしも、なかばあきらめかけていたときに妊娠したので、

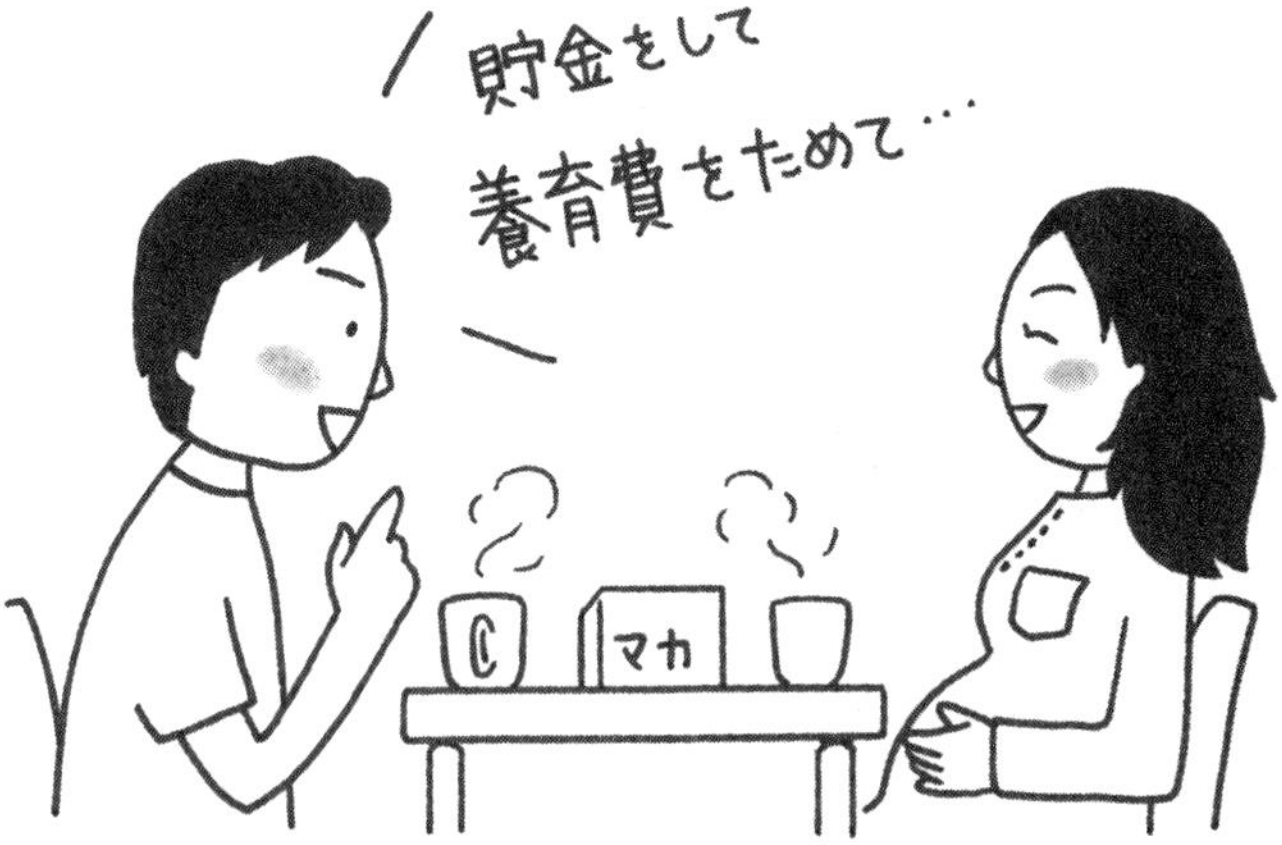

うれしさを通り越してビックリしたというのが本音です。

それればかりか、マカのおかげで冷え症まで改善したのです。それまでは、くつ下をはいてベッドに入るほどの冷え症でしたが、マカを飲むようになってからはからだがポカポカし、くつ下もいらなくなりました。

気の早い主人は、「赤ちゃんが生まれるから、教育費をためなければ」と、好きだったタバコとお酒をやめて、貯金をはじめました。

いま妊娠5カ月ですが、赤ちゃんは順調に育っています。

滋養をつけるためにも、朝だけですが、マカを飲み続けています。

10代から生理痛がひどく、月経も周期不安定でしたが、マカを飲んだらたちまち妊娠できました

佐藤絵里子さん　30才・結婚1年半

●若いころからの生理不順が心配でした

わたしは10代のころから生理痛がひどく、周期も不安定でした。２カ月に１回しか生理がこないこともしばしばでした。

生理になると痛みばかりか、嘔吐や下痢、腰痛をともない、貧血で立ちくらみまでします。痛みどめの薬を常用することはくせになるのが怖く、抵抗感がありましたが、そうそう会社を休むわけにもいきません。ですから、しかたなく薬を飲んで痛みをまぎらわしていました。

そのころ、いまの主人とつき合っていました。いずれ、彼と結婚するつもりでしたので、避妊はしていませんでしたが、4年たっても妊娠の気配がありません。

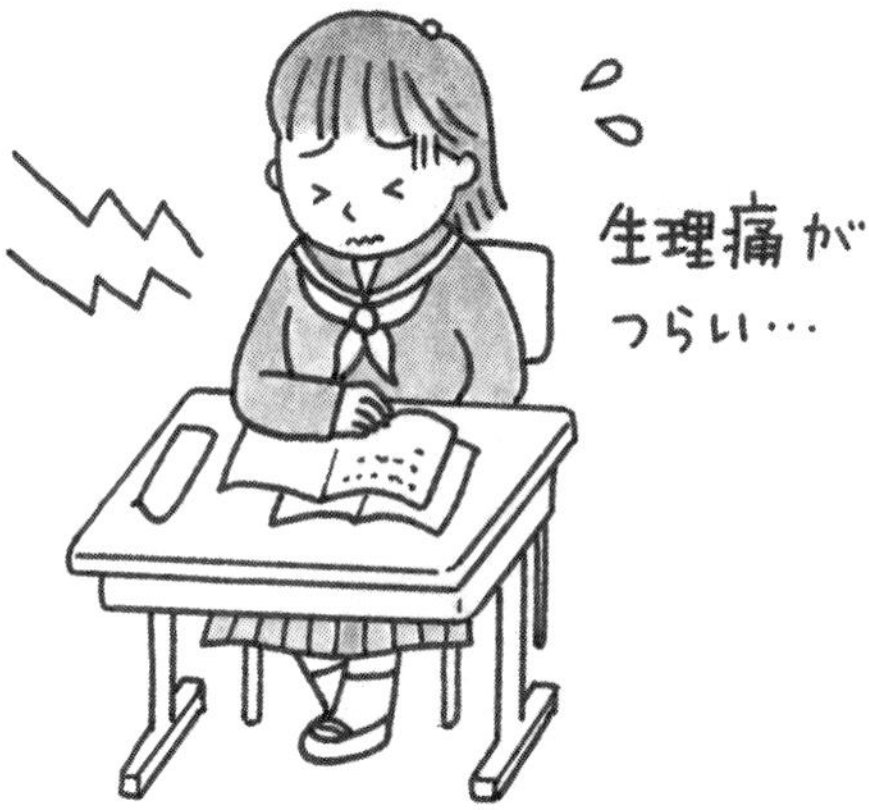

それに、当時、腰痛を治すために整体に通っていましたが、その整体師から「子宮の状態が悪いと、腰が痛むことがありますよ」といわれ、ますます不安が増し、不妊症ではないかと思うようになりました。

そんなとき、健康雑誌でマカのことを知ったのです。マカはホルモンバランスをととのえ、排卵を促進する効果があると書いてあったので、とりあえずマカを飲んで様子をみて、そのうえで産婦人科で検査を受けてみようと思いました。

●マカのおかげで生理痛も消え、たちまち妊娠しました

当初、朝と夜の1日2回、食前に1包ずつマカを飲んでいましたが、胃が痛むようになったので、1週間ほど飲むのを控えていた時期がありました。

ちょうどそのとき、マカのメーカーから電話があったので、胃痛について相談してみたのです。すると、マカを食後に飲むようにアドバイスされました。そのとおりに飲んでみたところ、胃痛はすぐに解消しました。

まず驚いたのは、マカを飲みはじめた月の生理痛が、いままでになく楽だったことです。悩みのタネだった嘔吐や下痢、腰痛も感じません。このとき、マカの手応えをたしかに感じました。

この話を聞いた主人も、夕食後に1包、飲むようになりました。彼がいうには、マカを飲むとからだがポカポカ温まるのだそうです。それは、わたしも同じでした。

以前は、電気毛布を欠かせないほど冷え症だったのが、昨年の冬は電気毛布なしで眠れるようになったのです。そればかりか、朝の目覚めもよくなりました。

そして、マカを飲みはじめたつぎの月のことです。母が「いつもと顔色が違うね」

というのです。生理がこないうえに、胸が張っています。まさか、とは思いましたが、念のため病院で検査を受けたところ、妊娠していたのです。

主人もわたしも、マカの即効性にはただただ驚くばかりで、思わず抱き合っていました。わたしは泣いてしまいましたが、主人が涙をやさしくぬぐってくれました。

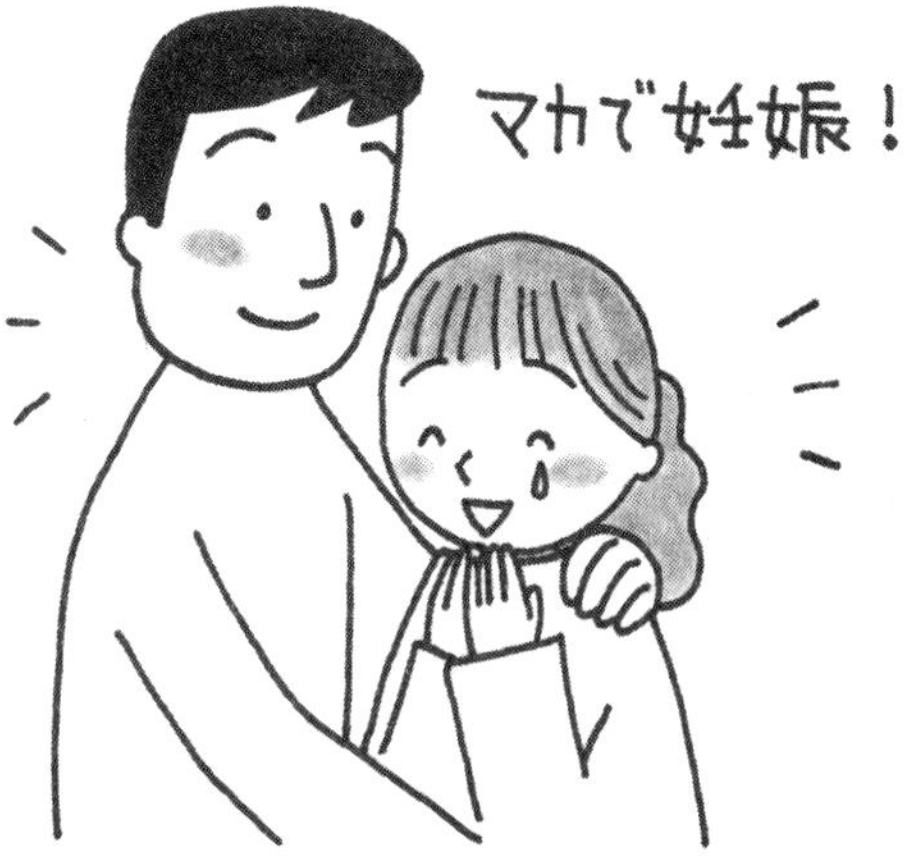

妊娠後も血液検査を受けましたが、貧血の数値も正常で何の問題もありません。おかげさまで、産休に入るまで元気に仕事を続けることができました。

わたし自身、こんなに早く妊娠できるとは夢にも思っていませんでした。

いま、妊娠9カ月めに入り、大きくなったおなかをなでながら、出産日を心待ちにしているところです。

「ホルモンのバランスが悪く、着床しにくい体質」をマカが1カ月で変えてくれ、妊娠しました

杉本美由紀さん　28才・結婚2年半

●産婦人科の検査でショック

わたしは、結婚したら、すぐに子どもができるものと思いこんでいました。ところが9カ月たってもその気配がないので、友人に相談してみました。すると「ホルモンのバランスが悪いのではないか、一度病院でみてもらったら」とアドバイスしてくれたので、産婦人科で検査を受けました。

その結果、「ホルモンのバランスが乱れており、着床しにくい体質」といわれ、たいへんなショックでした。そのうえ、右側の卵管の通りが悪いこともわかりました。

以前から基礎体温をはかっていましたが、自分でもおかしいと感じていました。

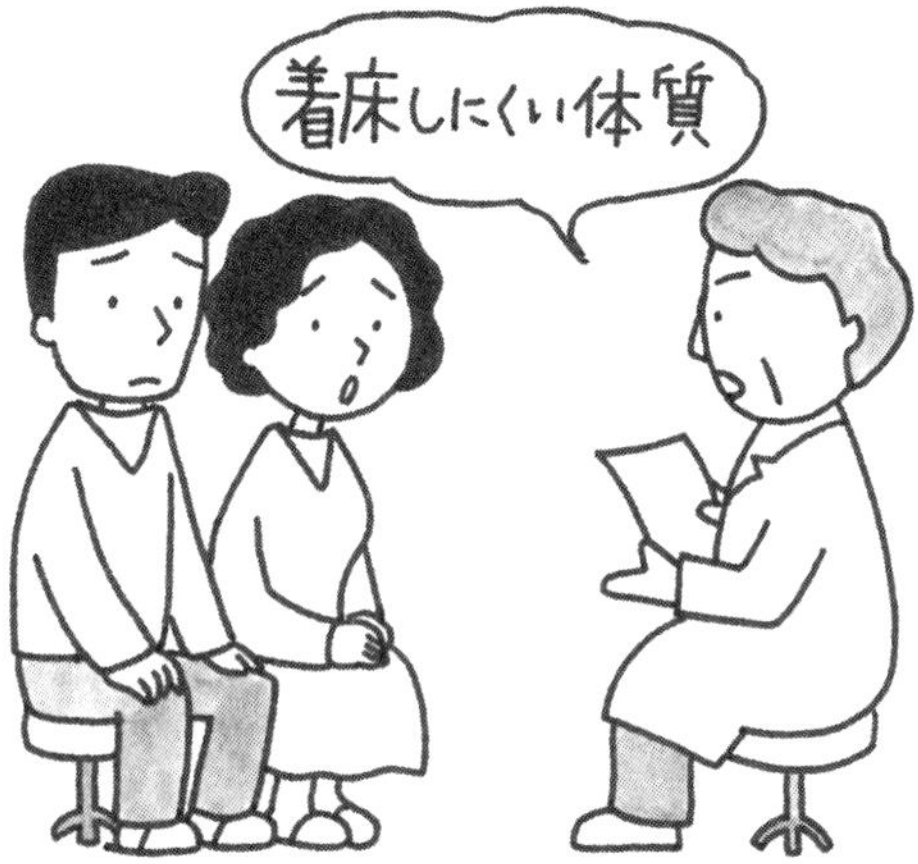

生理開始日からほぼ2週間後に排卵するのが通常ですが、わたしの場合、20日間ぐらい期間があき、しかも低温期が長く、高温期が短かいのです。

フーナーテストで、夫の精子の状態を調べてもらいましたが、問題はありません。

それからは、定期的に通院し、排卵誘発剤とホルモン剤を注射しながら様子をみていました。

ホルモンバランスが乱れている、といわれても、からだに大きな病気があるわけではないので、自分ではどうしていいのかわかりません。

●マカを知り、飲みはじめて1カ月で妊娠しました

そこで、不妊やホルモンに関する本を書店で探すようになり、マカのことを知ったのです。副作用もなく、ホルモンのバランスをととのえるはたらきがあるということだったので、さっそく取り寄せて、飲んでみることにしました。

主人も早く子どもがほしいと思っていたので、快く協力してくれました。わたしは1日2回、朝晩の食事前に1包ずつ、夫は朝食後に1包、飲みました。

そのままマカを飲み続け、1カ月ほどたったころでしょうか。生理がこないのです。

以前から生理が遅れることはめずらしくなかったので、最初は気にしていませんでした。

ところが、基礎体温が高いままなのです。わたしが使っている基礎体温計は、妊娠したらハートのマークが出るデジタル式のものだったのですが、はかるたびにそ

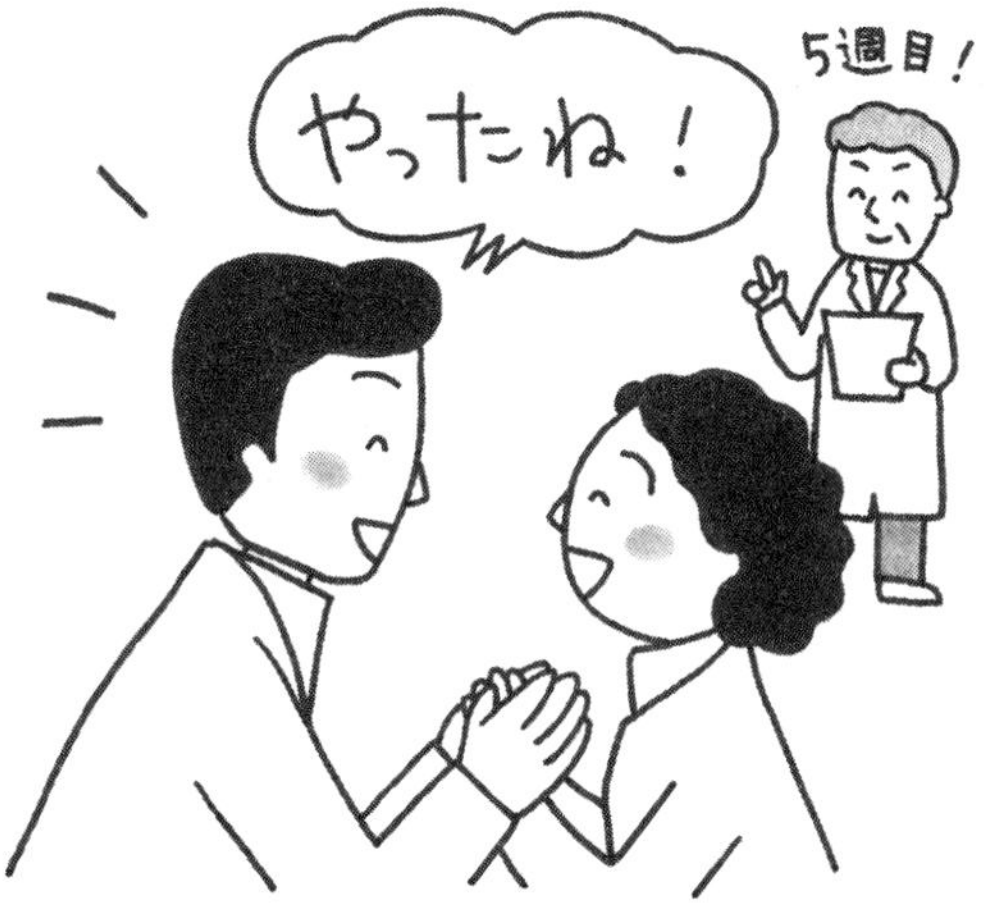

のマークが表示されるのです。

まさか、こんなに早く!? と半信半疑で、妊娠判定薬で調べてみたら陽性の反応が。その日のうちに病院へ行って検査を受けると、妊娠5週めになっていました。

30才になるまでになんとか第一子を、と願っていましたから、これ以上の喜びはありませんでした。

主人が、「やったね」と、両手をとって握りしめてくれました。

妊娠がわかってからもマカを飲んでいましたが、つわりもほとんどなく、楽に過ごせました。

また、あとから気づいたのですが、以前から悩んでいた冷え症が、昨年の冬はずいぶん楽だったのです。これもマカのおかげと思います。

マカで赤ちゃんができた

再婚後、1年半通院し不妊治療をしてもだめだった赤ちゃんを、マカを飲んで6カ月めに授かりました

川村良子さん　40才・結婚3年

●37才で再婚。赤ちゃんがほしくて……

3年前にいまの夫と再婚しました。

わたしには、前夫との間に生まれた20才と18才の二人の子がいるのですが、そのときは何の問題もなく妊娠しました。

再婚後、1年くらいたって子どもをつくろうとしましたが、なかなかできません。産婦人科でひととおりの検査をしたところ、右側の卵管が詰まりぎみであることが

わかり、排卵誘発剤を飲みながら、タイミング法の指導を受けることになりました。
でも効果があらわれないどころか、薬を飲むようになってから、生理不順になってきました。

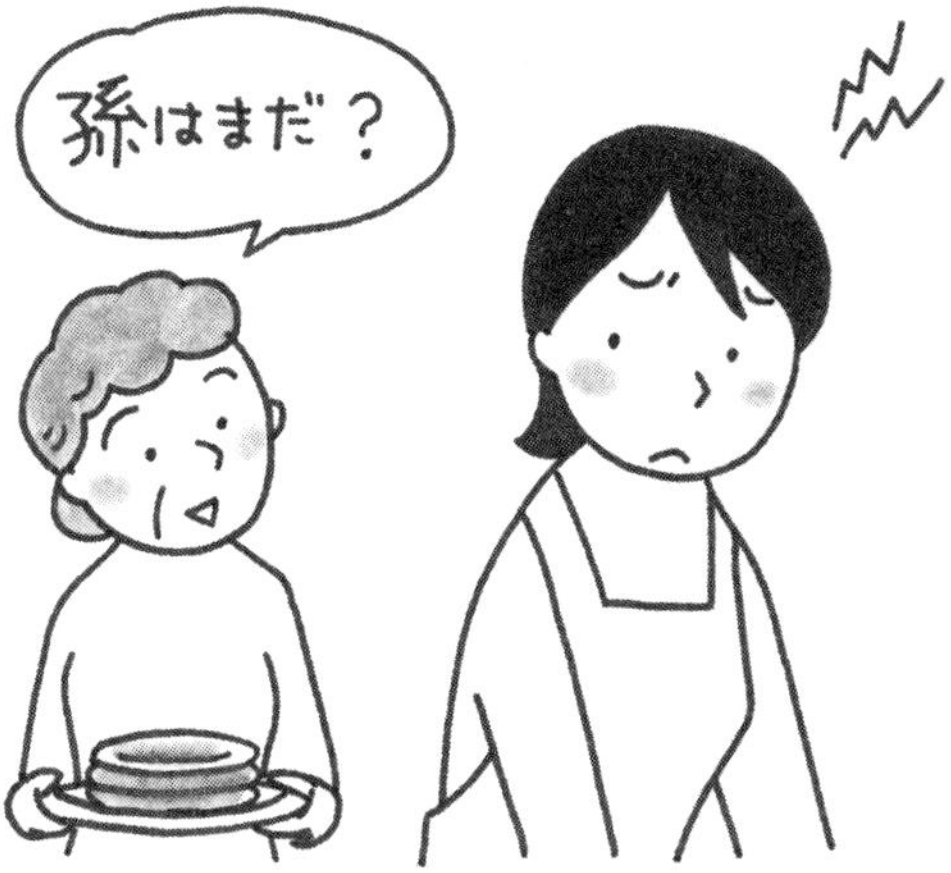

当地は、冬場は雪が積もり、通院するのは大変です。

また、病院へ行くたびに担当の医師が違うのには困りました。

そのつど、はじめから説明しなければならないうえ、なかには印象の悪い医師もいたのです。

そして、1年半ほど通院したころ、薬を飲んでも効果がみられないため、人工授精をすすめられました。人工授精自体には抵抗が薄かったものの、そのときの医師に、「人工授精や体外受精は○○円くらい払えば簡単にできるよ」と軽くいわれ、その言葉にカチンときたわたしは嫌気がさして、それっきり通院をやめてしまいました。

●マカを飲みはじめ40才で妊娠、いま8カ月になりました

そんなとき、いつも読んでいる健康雑誌の特集記事でマカのことを知りました。病院には行っていませんでしたし、何かせずにはいられなかったので、とにかくマカに賭けてみる気になりました。

朝と晩の食前にマカを1包ずつ飲み、夫には、わたしの生理開始日から排卵日まで、1日1包、飲んでもらいました。

マカは薬ではなく自然の食品ということなので、すぐに効果が出るとは最初から期待していませんでした。

ともかく1年は飲んでみるつもりでいたのです。

その半年後、生理が1週間以上、遅れていました。「まさか」と思い、妊娠判定薬で調べてみると何とプラスの反応です。

すぐに病院へ行き、妊娠がわかりました。

夫や姑はもちろん、上の二人の子どもたちも大喜びしました。いま妊娠8カ月ですが、元気な赤ちゃんを産むためにも、マカを飲み続けています。

それに、マカを飲みはじめてから体力がついたようです。以前は、夜遅くまで起きているのが苦手で、10時には寝床に入っていました。それが12時ごろまで起きていても平気なのです。

また、冬場にはかならずしもやけができましたが、マカを飲むようになってからは無縁になれました。

マカの威力ってすごいですね。

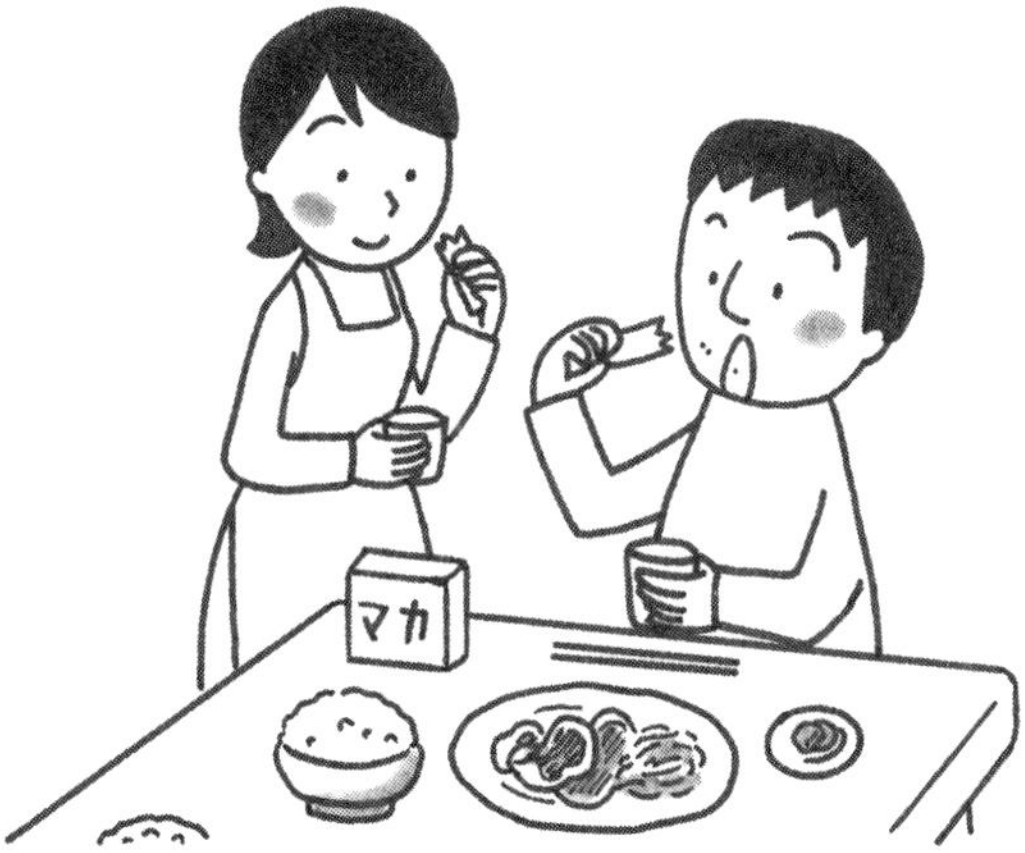

第二子がタイミング法、排卵誘発剤でもなかなかできなかったのに、マカを飲んで5カ月で妊娠できました

清水由貴さん・39才・結婚4年

●二人ともに、異常がないのに妊娠できませんでした

長女が2才になったころ、そろそろつぎの子をと願うようになりましたが、なかなか赤ちゃんの音沙汰がありません。すぐにできるものと思いこんでいたので、これはおかしいと心配になり、近所の産婦人科を受診しました。

ところが、医師から「一人めがいるんですから精密検査の必要ないです。あせらなくてもすぐにできますよ」といわれ、治療らしい治療はしてもらえず、タイミン

グ指導を受けただけでした。

らちがあかないので、2カ月後、別の不妊専門の産婦人科へ行ってみました。ひととおりの検査をし、主人のほうも調べましたが、異常はいっさい見つかりません。かえってそれがストレスになり、悩む日々が続きました。40才になるまでに、どうしても二人めがほしかったのです。

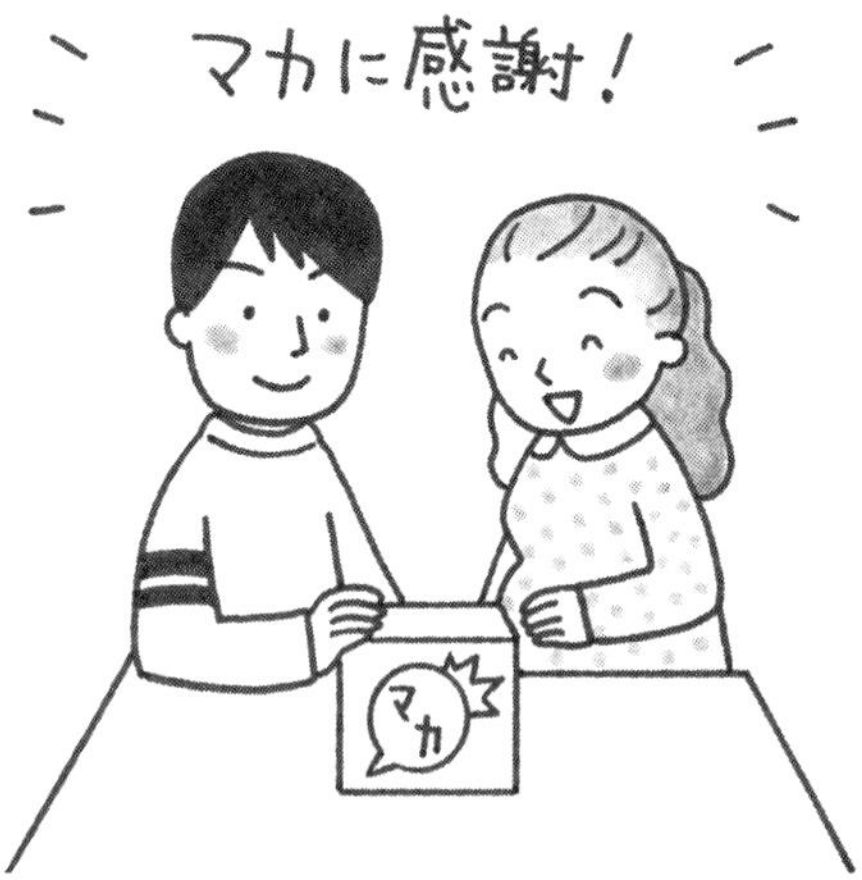

医師と相談し、とりあえずタイミング法を半年間やってみよう、ということになりましたが、妊娠の兆しはみえず、一時は通院がいやになって、もう子どもは一人でいいかな、とあきらめかけた時期もありました。

そのころマカを雑誌で知ったのです。病院での治療は先が見えないし、ワラをもつかむ思いでマカに賭けてみようと決心。さっそく取り寄せ、わたしは1日2包、主人は1包、飲むようにしました。じつは、わたしはマカの独特なにおいが苦手で、オブラートに包んで飲んでいました。

●マカを飲みはじめ、2回めの排卵誘発剤投与で赤ちゃんが……

その後、排卵誘発剤の注射をすすめられ、2回めの投与でこのたびの妊娠につながったのです。マカを飲むようになって5カ月後のことでした。

生理予定日の2日前から吐き気がし、生理が止まりました。いままでそんなことは一度もありませんでしたから、「これはできたな」という予感がありました。それに基礎体温もずっと高温のままです。ワクワクしながら妊娠判定薬で調べてみると期待どおりの結果が。主人に報告すると、最初は信じてくれませんでした。それほど予想外のことだったのです。

いま振り返れば、病院の治療に嫌気がさしていた時期にマカを飲むようになり、気持ちがずいぶん楽になりました。これを飲んでいれば絶対に妊娠できる、そう頭から信じていたのです。精神的に楽に過ごせたことも、妊娠できた一因だと思います。マカには感謝しています。

最初の子を早産で亡くしました。そのあと、なかなかできなかった二人めを、マカを飲んで3カ月後に妊娠しました

大沼尚美さん・35才・結婚6年

●生後4カ月で第一子を亡くし、つぎの子がなかなかできませんでした

結婚した翌年に最初の子を身ごもり、妊娠24週で早産しました。しかし、早く生まれすぎたためにからだが虚弱で、生後わずか4カ月で亡くなってしまいました。そのこともあって、できるだけ早くつぎの子をほしかったのですが、なかなか授かりませんでした。

不妊専門の病院で検査を受けた結果、ホルモンのバランスが乱れがちなこと以外はこれといった原因が見つからず、主人にも問題はありませんでした。

しばらく、排卵誘発剤の注射とタイミング指導を受けていましたが、この注射がとても痛いのです。それに、医師から「夫婦生活をいついつお願いします」といわれることもプレッシャーでした。それでも、一生懸命に治療を受け続けましたが、その努力はいつまでたっても報われませんでした。

精神的にも疲れてしまい、とうとう病院から足が遠のくようになりました。そんなとき、なにげなく見た健康雑誌でマカを知ったのです。記事を読むと、マカの原料は自然の植物で安心できましたし、からだを温める効果もあるということでした。

じつは、当時わたしは極度の冷え症で、冬は布団乾燥機で布団を温めてから寝床に入っていたほどだったのです。ですから、とにかくマカを飲んで体質を改善してみようと思いました。

そのときは、しばらくマカを飲んでみて、効果がなかったら人工授精をするしかないかな、という気持ちもありました。ただ、人間の手が介入する人工授精への抵抗感はどうしても拭えず、まして失敗したらショックも大きいだろうな、という不安もありました。

●マカを飲みはじめると冷え症、生理痛が解消され、妊娠しました

実際にマカを口にしてみると、味への違和感はまったくなく、おいしいと感じたほどです。それ以来、夫婦で1日1～2包ずつマカを飲むようになりました。期待したとおり、マカを飲みはじめて間もなく冷え症がやわらぎ、生理痛まで解消しました。主人も、疲れが翌日まで残らずに、二日酔いもなくお酒にも強くなったというのです。

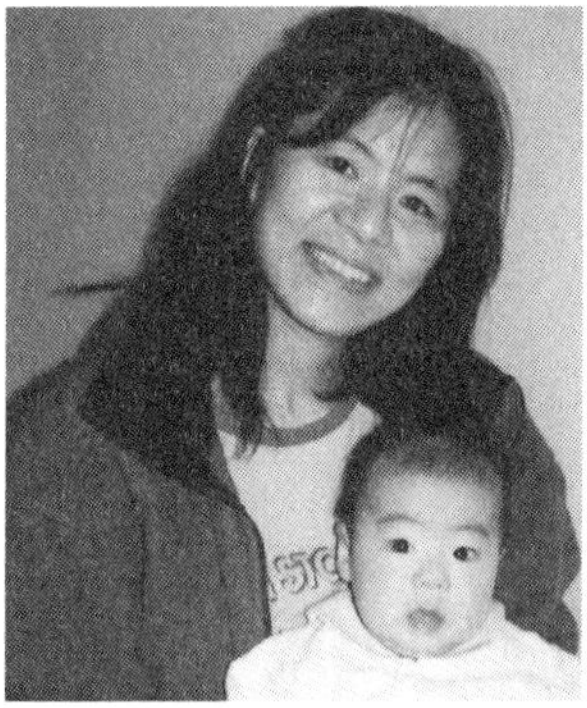

大沼尚美さん

マカを飲みはじめて1カ月ほどたつころには、夫婦してマカの効果を実感し、妊娠しやすいからだの土台ができあがったと確信できました。

そして、マカを飲み続けて3カ月めのことです。生理が予定日より2日遅れたので、「これは妊娠したかも」とピンときました。胸をふくらませながら妊娠判定薬で調べてみると、期待どおりの結果

が出ているではありませんか。

やっと赤ちゃんができた、という思いで涙が止まりませんでした。わたしの気持ちが追い詰められていたことを知っていた主人も、心から喜んでくれました。

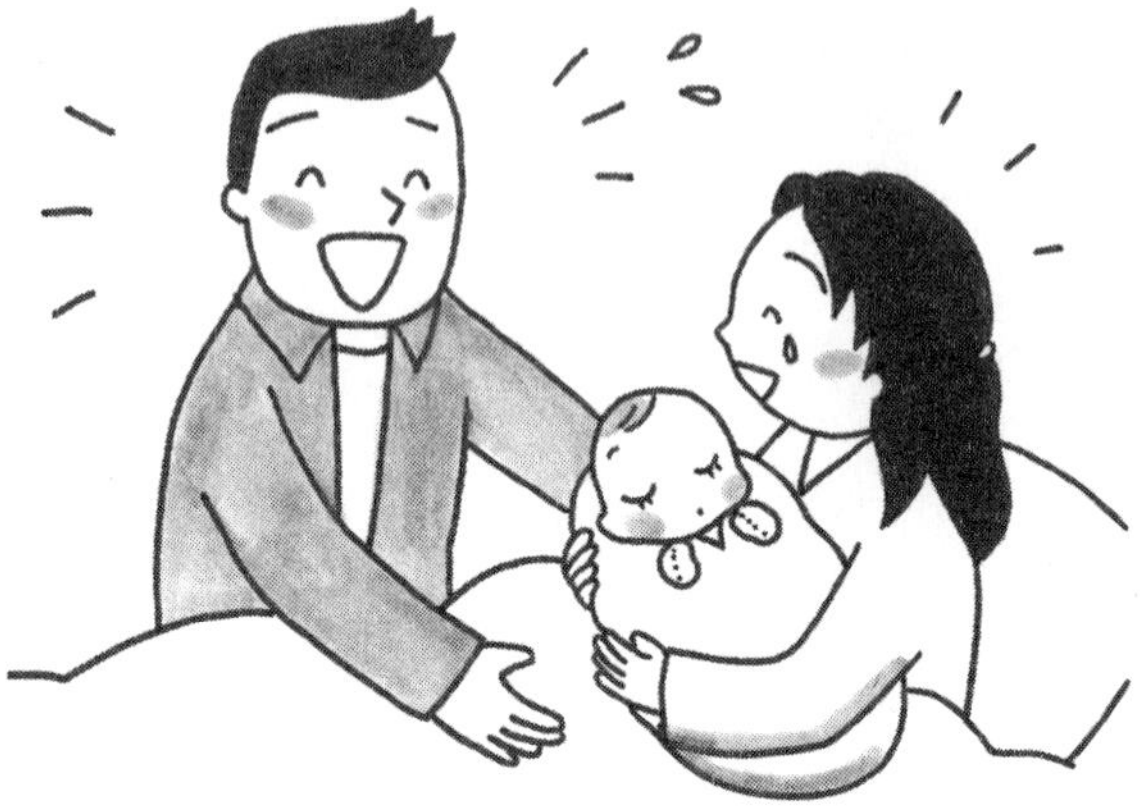

おかげさまで、３４００gの元気な男児を出産し、現在、生後7カ月です。
いまでも疲れを感じたときには、マカを飲むようにしています。母乳育児で睡眠不足になりがちですが、マカを飲んで寝ると、朝、すっきりと目覚めます。マカは、人間が生きていくうえで基本的に必要な力や生殖能力を上げてくれるように感じられます。
最近では、「つぎの子のときも、マカのお世話になろうね」と主人と話しているんですよ。

小野倫一先生の不妊治療教室 ①不妊症検査

◆不妊の種類

結婚して、避妊をしないで正常な性生活をいとなんでいても、赤ちゃんができないことがあります。この状態が「2年以上続くと、不妊症」と診断されます。

不妊は、それまでに妊娠したことがあるか、ないかで、原発性不妊と続発性不妊に分けられます。原発性不妊は、一度も妊娠したことがない人の不妊で、続発性不妊は、一児を出産した人、流産した人、子宮外妊娠した人など、一度妊娠を経験したことがある人の不妊をいいます。

治療の効果は、妊娠を経験している続発性不妊のほうが高くなります。

◆不妊症の検査

女性の不妊症の検査は、月経の周期に合わせて行うために時間がかかり、長い場合は数カ月にわたることがあります。

男性の検査は、精子の数や運動量などを調べる精液検査が行われます。精液検査は、産婦人科で行うことができますが、生殖機能に異常が見つかって治療が必要なときは、泌尿器科で受診するようになります。

また、女性は、毎朝、起きるまえに基礎体温をはかり、記録しておくと、排卵の周期や妊娠の確認だけではなく、不妊治療を受けるときの大切なデータになります。受診のときにかならず持参して、医師に見せるようにします。

すでに他の病院などで治療を受けていた場合は、症状と治療内容、検査結果のデータなどをくわしく報告してください。

初診が終わって医師の診断がくだると、再診の日取りが告げられ、検査がはじまります。検査の内容や期間は、患者さん個々の症状によって異なりますが、おもな検査項目を紹介しておきましょう。

①通気・通水検査

子宮の入り口から炭酸ガス（通気検査）や生理食塩水（通水検査）を注入して、卵管の詰まりを調べる検査です。月経終了後から排卵の前（低温期）までの期間で行われます。

痛みも少なく、簡単な検査なので、不妊症の治療の早い段階で行われますが、信頼性が劣るのが問題で、最近では、つぎに説明する子宮卵管造影法をはじめから行う場合が多くなっています。

検査は、数分で終わり、検査結果はその場でわかります。

②子宮卵管造影法

子宮の異常や、卵管の詰まりなどを調べる検査です。子宮口から子宮にカテーテルを挿入し、造影剤を注入します。造影剤が卵管まで入ったところでレントゲン撮影をすると、子宮の形状や状態、卵管の状態がとらえられます。造影剤を流し入れるときに、痛みを感じることがありますが、検査のあとに卵管の通りがよくなって、妊娠することがあります。

検査は、月経終了後から排卵の前（低温期）までの期間で行われます。一般に、検査時間は約10分で、検査結果はその場でわかります。

③卵管内視鏡

卵管の状態を内視鏡で調べる検査です。内部の子宮造影法を行っても卵管の状態がよくならない場合に行います。

内視鏡は、先端にレンズがついた細いファイバースコープでできており、消化器や生殖器などに挿入し、内部の状態をモニターに映し出して調べる検査機器です。

卵管の内部を広げて内視鏡を入れるので、ふさがった卵管を開通させる効果があります。

検査時間は、約1時間で、検査結果はその場でわかります。

検査は、月経終了後から排卵の前（低温期）までの期間で行われます。

④子宮頚管《けいかん》粘液検査

子宮の入り口にあたる子宮頚管から分泌される粘液を検査し、排卵が正常に起こっているか、検査します。子宮頚管粘液がエストロゲンの分泌量に影響されていることによります。検査は、排卵日の数日前から、排卵直前までに行います。検査時間は数分ですみ、検査結果はその場でわかります。

⑤内分泌（ホルモン）基礎値検査・内分泌（ホルモン）負荷試験

ホルモンは、妊娠にかかわる排卵や月経をコントロールしている物質で、ホルモンの分泌に異常がある場合は、不妊の原因になります。血液中や尿中のホルモンの量を調べ、ホルモンが正常に分泌されているのか、分泌されていない場合は、どこに障害があるのかを調べる検査です。

⑥超音波断層検査

超音波を体内に向けて発信し、その反射音波を画像にして臓器などの状態や異常を調べるのが超音波断層検査です。子宮や卵巣などの症状を検査するときに用いられ、子宮筋腫や卵巣の腫瘍、卵胞《らんほう》の発育状態、子宮内膜の状態などがわかります。また、妊娠したときには、胎児の発育状態も観察することができます。

マカで赤ちゃんができた

結婚1年半たっても妊娠しません。雑誌で知ったマカを主人といっしょに飲み、4カ月で赤ちゃんができました

下田千草さん　29才・結婚3年

●生理不順でしたが、薬や病院が嫌いで行きそびれていました

わたしは昔から生理が不順だったので、結婚しても妊娠できるのかどうか不安でした。生理痛もひどく、薬に頼ることもしばしばでした。

実際、結婚して1年半たっても赤ちゃんができませんでした。病院で検査を受けようとしたこともありますが、薬に抵抗感があり、通院に時間をさかれるのがいやで、行きそびれていたのです。

でも30才になるまでにどうしても一人めがほしく、子宝の神社にお参りしてもみましたが、しょせんは神頼みでしかありません。

どうしようかと悩んでいたころ、雑誌の不妊特集でマカの記事を見つけました。飲むだけ、という気軽さが魅力でしたし、主人の同僚のペルー人が「ペルーでは滋養強壮にマカを食べており、たしかにからだにいい」とすすめてくれたこともあって、主人といっしょに試してみることにしました。

さっそくマカを取り寄せてみると、粉末状になっていて飲みやすく、野菜のカブのような風味がしてすんなりとなじめました。これなら無理なく続けられると思い、わたしは1日2包、主人は1包、飲むようになりました。

●マカを飲みはじめると冷え症、生理不順が解消し、4カ月後に妊娠しました

マカを飲みはじめてまず驚いたのは、冷え症が改善されたことです。寒い時期は、ベッドに入ったあと朝まで足が冷たいままでしたが、マカを飲んでからはからだがポカポカと温まっているのが実感できました。

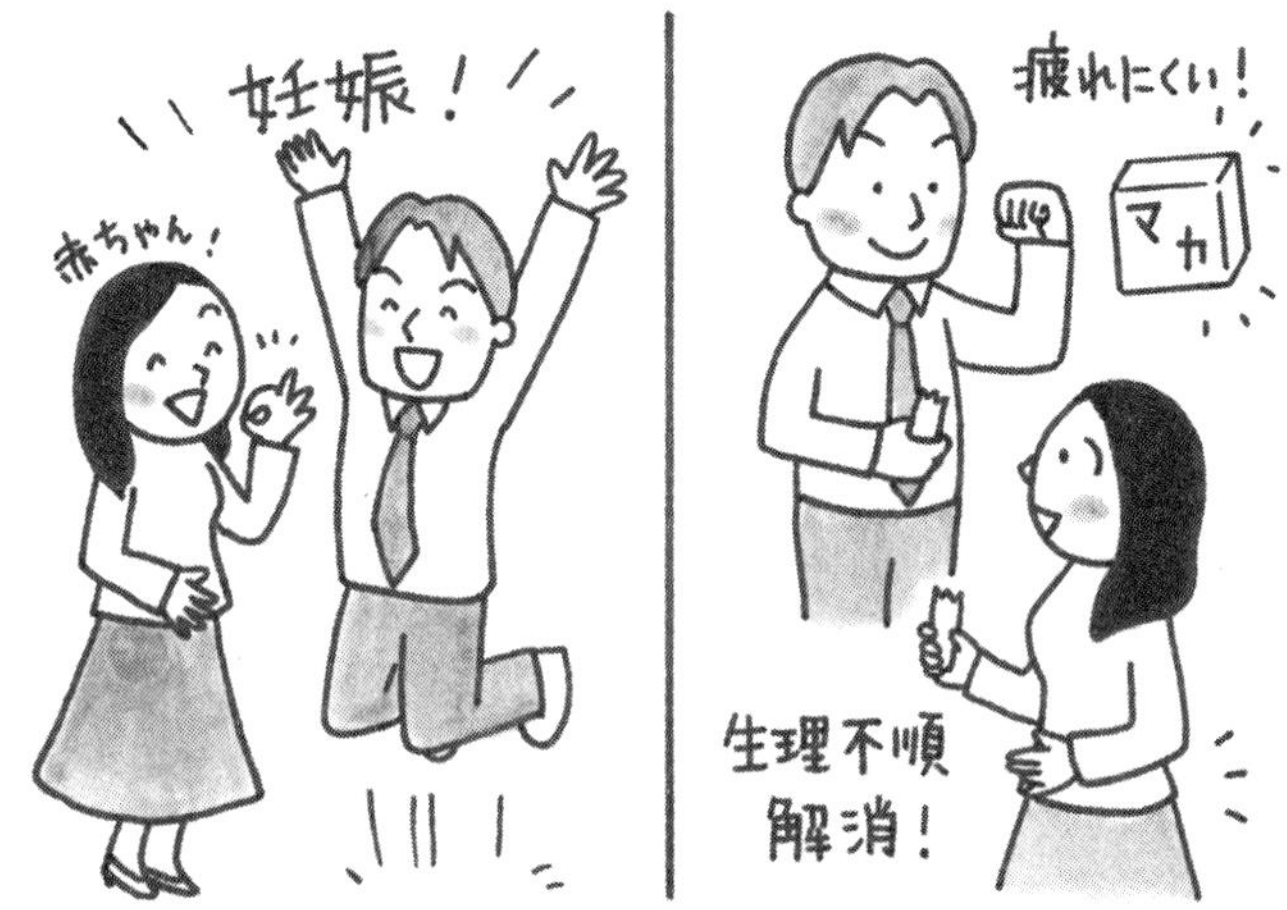

マカを飲みはじめて1カ月くらいたつと生理不順も解消し、生理が規則正しくくるようになり、バラバラだった排卵日もじょじょに定着してきました。主人のほうもマカを飲むと疲れがとれ、からだが温まる、と満足していたようです。

マカを飲みはじめて4カ月後、生理が止まり、吐き気がしました。「もしかしたら……」と思い、妊娠判定薬で調べてみるとプラスの結果が出てビックリ。まさか、こんなにすぐに妊娠できるとは夢にも思っていませんでした。子ども好きで、わたしの妊娠を待ち望んでいた主人も飛び上がって喜んでくれました。

不妊治療をしないで妊娠できたのは、マカ

のおかげと信じています。いま妊娠9カ月ですが、経過はとても順調で、予定日を心待ちにしています。

流産のあと、マカを飲みはじめて1カ月で妊娠。順調に、いま妊娠6カ月めです

児島淳子さん　29才・結婚2年

●流産経験後、妊娠できませんでした

わたしは、いま妊娠6カ月。マカを飲みはじめて、なんと1カ月もたたないうち

に妊娠できたのです。

30才になるまでに一人めをほしいと思っていました。結婚した年に一度妊娠したのですが、2カ月めで流産。これといった原因はありませんでしたが、流産したのを期に、子宮の検査を受けてみようと思うようになりました。

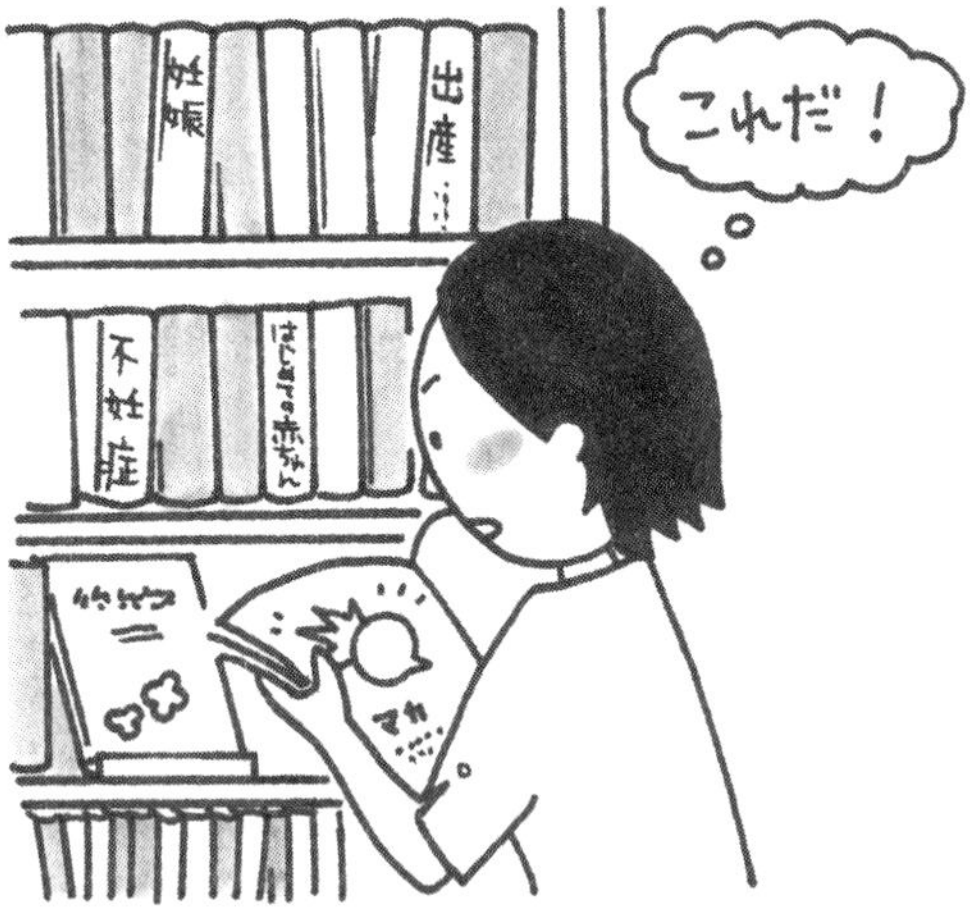

実際、流産後は、基礎体温をはかりつつ妊娠を待ちましたが、なかなか結果が出なかったのです。
基礎体温のグラフをみると、全体的に低温気味で、低温期と高温期の移行がしっかりできていないような感じがしました。
産婦人科へ出向き、検査を申し込みました。ところが、生理の周期によって受けられる検査がかぎられているとのことで、そのときは血液検査だけに終わりました。そして、これからじょじょに他の検査もやっていこう、ということになったのです。

●マカを本で知って購入。飲みはじめて1カ月で妊娠しました

わたしは以前から､婦人科系の健康の本を探しに書店によく立ち寄っていました。ある日、マカが紹介された本を偶然見かけ、検査を受けつつ、しばらく飲んでみようか、と軽い気持ちで注文することにしました。

飲む量は、朝夕の食前に1包ずつ。主人にも同量を飲んでもらいました。

最初、マカを飲んだときは漢方薬のようなにおいが気になりましたが、飲み慣れると、まったく気にならなくなりました。

マカには、体温を上げる効果があるようで、飲みはじめてから、足先の冷えがなくなり、実際、体温も上がってきました。

病院の医師からは、検査をするので、つぎの生理が終わってからまた来てくださ い、といわれていました。

ところが、生理がこないのです。

体温も、高温の状態がずっと続いており、妊娠判定薬で調べてみるとプラスの反応が出て、妊娠していることがわかりました。

マカを飲みはじめて、1カ月もたたないうちに妊娠できたのです。その即効性に驚くばかりでした。すぐに、実家の母が、御赤飯を持ってかけつけてきてくれました。

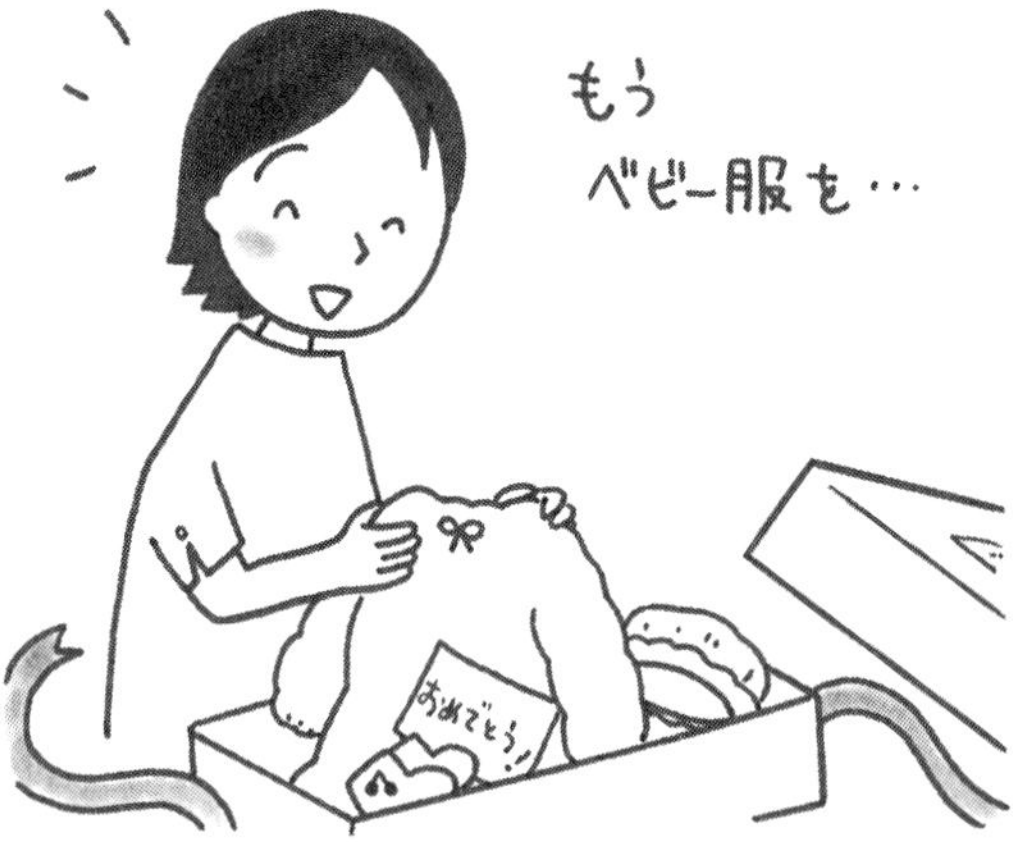

いちばん喜んだのは、もちろん主人で、なおいっそう、わたしを大切にしてくれるようになりました。親戚中でも祝福してもらいました。

気の早い人は、ベビー服を一式そろえてくれたほどです。

妊娠6カ月に入ったところですが、いまからみんなで、出産予定日を心待ちにしています。

流産後、マカを飲みはじめ、1カ月めで妊娠することができました

平田裕子さん　29才・結婚3年

●10代から、ひどい生理痛でした

結婚して1年ほどたつと、周囲の人たちから「赤ちゃんは、まだ?」と聞かれるようになりました。主人の実家が近く、近所の人や親戚がなにかと口出ししてくるのです。

だんだんプレッシャーが重くのしかかるようになり、子宮の検査を受けてみようという気になりました。

というのは、わたしは以前から生理痛がひどかったので、何か病気があるのではないかと心配になったからです。生理痛は10代のころからで、ときには学校を休むこともあり、痛み止めの薬が欠かせませんでした。

検査の結果は、幸い、異常は何も見つかりませんでした。

そして、おととしの春に一度、妊娠したのですが、2カ月で流産してしまいました。流産自体は悲しいことでしたが、自分が妊娠できるからだであることがわかり、ある意味で安心したのも事実です。

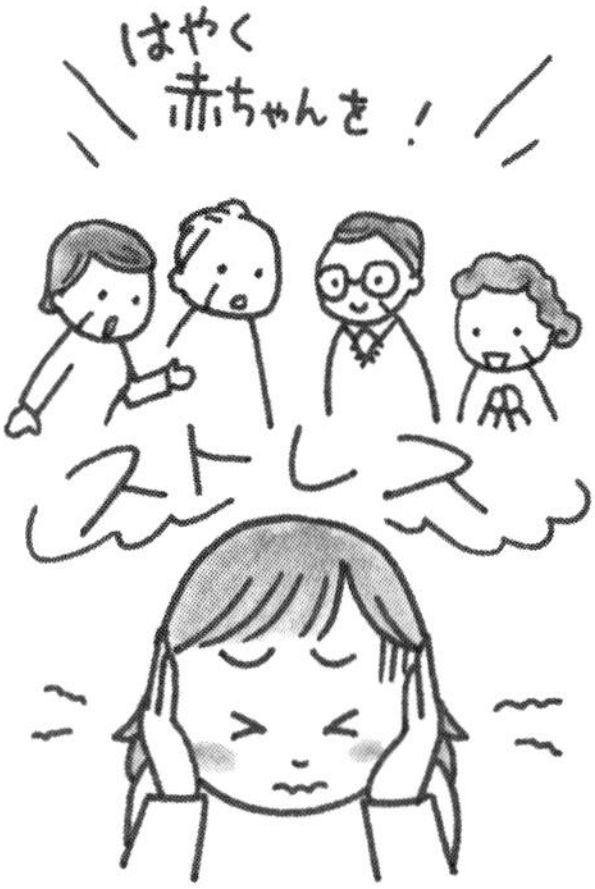

流産を期に、毎朝、基礎体温をはかりはじめました。わたしが使っていたのは、排卵日や妊娠の有無が表示されるデジタル式の体温計でした。
病院へ基礎体温のデータを持参し、見てもらったこともありますが、とくに問題はありませんでした。でも、不妊の原因はわからず

じまいで、ストレスはたまるいっぽう……。赤ちゃんを望む周囲の声も、日増しに高まっていきました。

●漢方薬をあきらめ、マカを飲んで「妊娠」マーク

そこで、漢方薬なら副作用もなく安心かと思い、近くの漢方薬局へ相談に行ってみましたが、体質を改善するしかなく、効果が出るまでには時間がかかる、といわれました。それで、漢方薬を飲むことは断念したのです。

そんな矢先、新聞に、健康雑誌の広告が載っていました。そのなかで「不妊」というタイトルに思わず目がとまり、さっそくその健康雑誌を買い求め、マカを知ったのです。

正直いって、効果のほどは半信半疑でしたが、マカが薬ではなく、自然の食品であるという点に安心しました。

そこで、思いきって飲んでみることにしたのです。

最初は、わたしだけ飲んでいました。分量は、1日あたり1包です。そのうち生

理がきたので、主人にも毎朝、1包ずつ飲んでもらうようにし、わたしも1日2包に量を増やしてみました。

それを1カ月続けたところ、基礎体温計に「妊娠」のマークが表示されたのです。まさかと思いながら、病院へ行くと、やっぱりおめでたです。不妊治療もせずに、こんなに早く妊娠できるなんて夢にも思っていませんでした。それまで冷たい目で見られている、と思っていた親戚のおばたちに、やさしく「おめでとう。がんばったわね」といわれたときは、思わず泣きだしてしまいました。

記事で読んだマカの効果は本当だったんですね。不妊に悩む友人がいたらマカを教えてあげようと思っています。

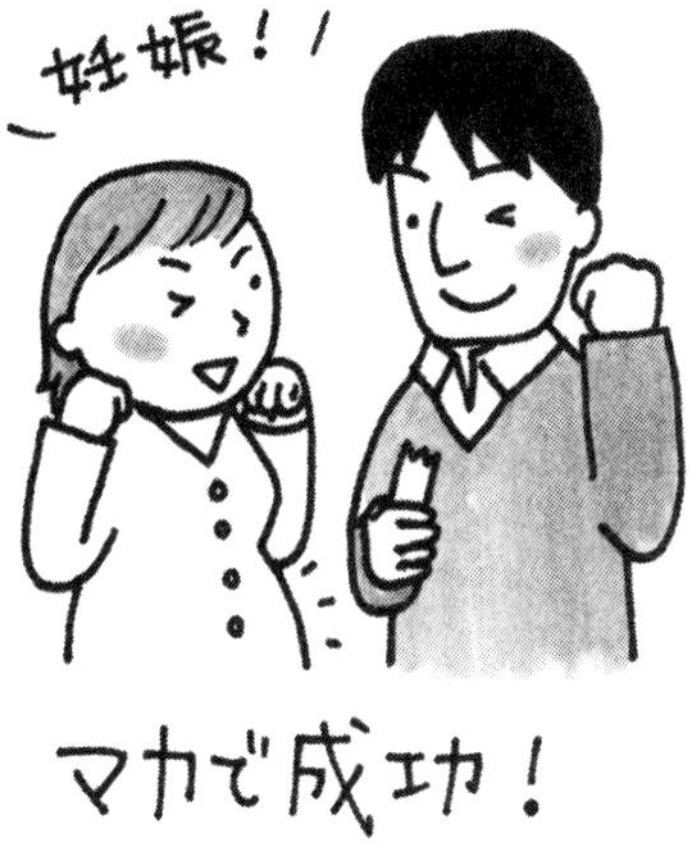

小野倫一先生の不妊治療教室 ②流産

妊娠してから22週に満たないうちに、なんらかの原因で胎児が母胎から体外に出てしまい、胎児が生命を維持できなくなる場合を流産といいます。生まれた胎児は育ちません。22週から36週の間に出産したときは、早産といいます。

流産は、妊娠した人の約10〜15％に起こり、大部分が妊娠3カ月以内に発生します。また、その約半数は、受精卵の染色体異常が原因で、受精卵が正常に発育しないために起こるといわれています。

そのほか流産の原因には、転倒などの衝撃や妊娠中毒症、心臓病、腎臓病、子宮筋腫、子宮の奇形などがあります。また、胎盤や臍帯《さいたい》の異常、胞状奇胎《ほうじょうきたい》（胎盤の繊毛《せんもう》がブドウの房のようになる）などが原因になることもあります。

◆流産が起こったら

流産が起こるときは、まず性器から出血がはじまり、ほぼ同時に下腹部が痛みだします。しだいに下腹部の痛みが強くなり、やがて陣痛のように周期的な痛みになります。そして子宮の内容物が体外に排出されると、痛みはおさまります。

流産が起こったら、まず安静にして医師を呼び、診察を受けます。症状によっては、薬で流産を止めることができますが、だめな場合は、早急に子宮内の胎児や胎盤を取り出す必要があります。

◆流産の種類

流産は、症状から完全流産、不全流産、切迫流産、進行流産、稽留《けいりゅう》流産、習慣流産にわけられます。

・完全流産＝胎児と子宮の内容物がすべて出てしまう。
・不全流産＝胎児が流産した後、子宮の内容物の一部が残っている。
・切迫流産＝子宮口は閉じているが、流産が起こりかけている状態。適切な処置をすれば流産を止めることができる場合がある。
・進行流産＝胎児が子宮膜から離れ、子宮から出る状態になっている。
・稽留流産＝子宮内で胎児が死亡してしまい、2週間以上、子宮内にとどまっている。
・習慣流産＝同じ原因で自然流産を3回以上くり返す場合。

流産をくり返していると、妊娠しても流産しやすくなります。主治医の指示をよく守って安静にし、流産を予防することが大切です。

マカで赤ちゃんができた

高齢で結婚。長女を出産後、2回の流産を経験。排卵誘発剤などの不妊治療でもできなかった妊娠を、マカが実現してくれました

田中雅子さん　40才・結婚5年

●長女のときは結婚後、1年で妊娠しましたが……

結婚して1年もたたないうちに産婦人科で検査を受けました。医師からは「ずいぶん気が早いですね」といわれましたが、年齢のことが気になって、あせりもあったのです。

検査の結果、基礎体温の高低差が低かった程度で、とくに問題は見つからず、その1カ月後に自然妊娠できました。そして、それほど苦しまずに、長女を出産しま

した。

長女が2才になったころ、また病院で検査を受けました。その間に2回、流産したことが気になっていたのです。

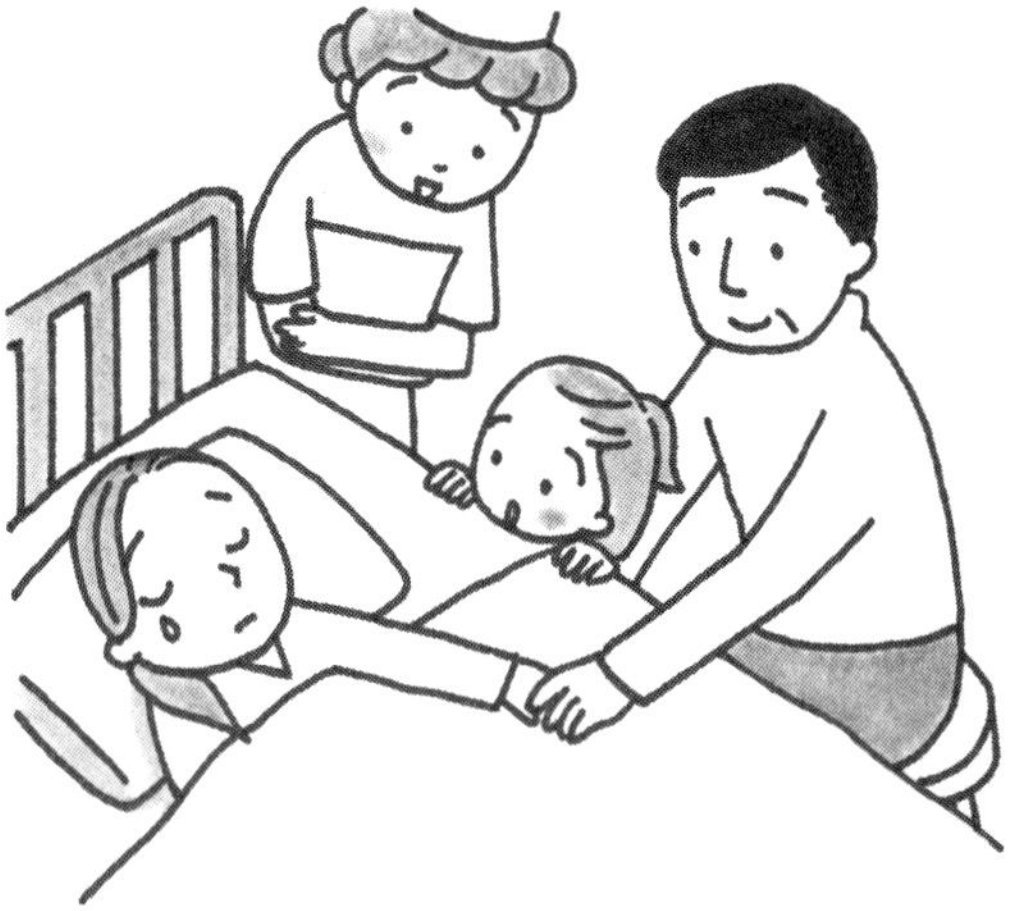

ホルモンのバランスが乱れがち、と診断され、排卵誘発剤の服用と、黄体ホルモンを補充する注射をうちながらタイミングをはかっていましたが、長女のときのようにすんなりとはいきませんでした。

そのころには、からだがだるく、頭痛や肩こりに悩まされるようになっていました。薬の影響かどうかわかりませんが、生理も不順ぎみでした。

病院を変えてみたものの、治療法は同じでした。

この治療がいつまで続くのか、当時は先が

まったく見えない状態でした。通院に費やす時間や費用の負担も大きかったので、自分でも何かやってみようと、本や雑誌で不妊の記事を読むようになったのです。マカは健康雑誌の記事で知りました。さっそく飲んでみると、味も気にならず、毎日でも無理なく続けられそうでした。

わたしが飲んだ量は、1日あたり2包です。

●マカを飲んで3カ月で、主治医も「バンザーイ」の妊娠ができました

マカを飲んで以来、からだに変化を感じるようになりました。だるさがとれ、頭痛や肩こりもやわらいできたのです。

また、基礎体温の高低差がはっきりし、生理の周期も安定してきたので、これはマカの効果かな、と喜んでいました。

そして3カ月がたったころ、生理が止まり、体温が高い状態が続きました。「まさか……」と思いながら病院へ行くと、検査の結果、「おめでたです」といわれたのです。主治医の先生も「バンザーイ」といっしょに喜んでくれました。

1年をめどにマカを飲んでみるつもりでしたので、たった3カ月で効果が出るとはまったく期待していませんでした。

あらためてマカの威力を実感しました。

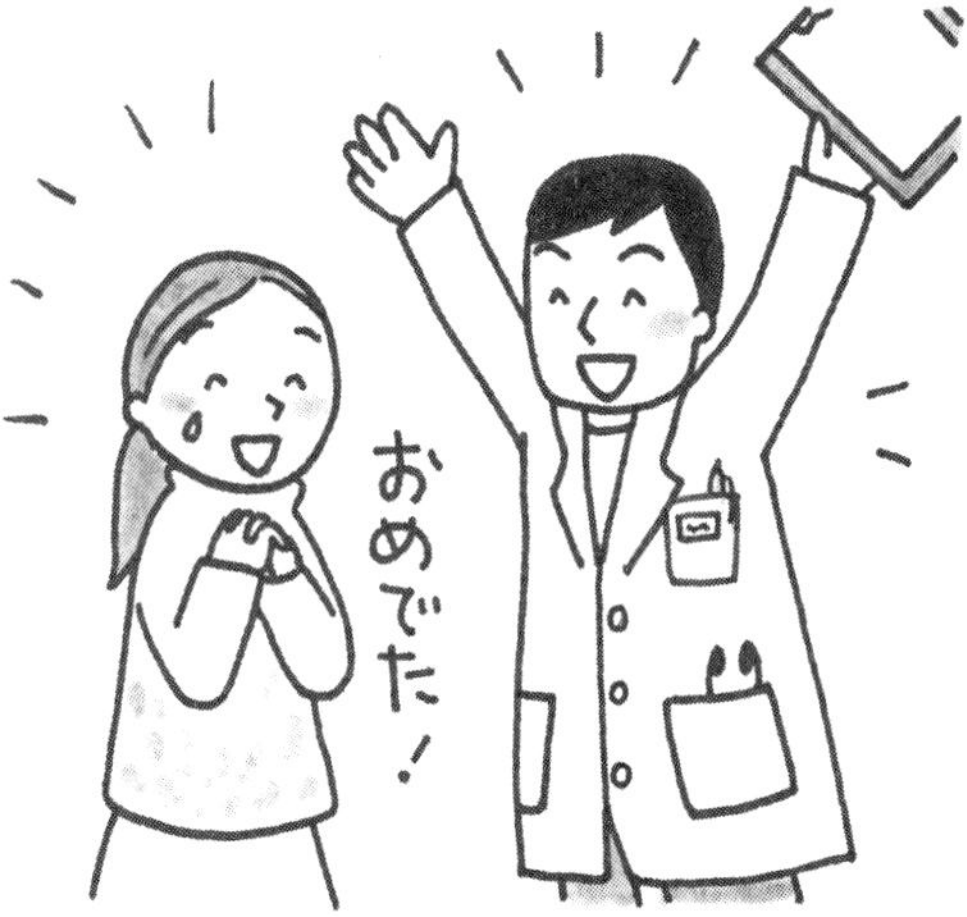

主人はもちろん、4才になる長女も「きょうだいができる」と大喜び。いまから家族全員で予定日を楽しみにしています。
わたしと同じ悩みをかかえている友人たちを見ていると、病院に行くことがストレスになり、うまく妊娠につながらないケースも多いようです。その点、マカなら気軽に続けられます。
最近では、彼女たちにマカを積極的にすすめています。

マカで赤ちゃんができた

通算7回の体外受精に失敗。ところがマカでたちまち妊娠できました

岩松由佳さん　34才・結婚10年

●結婚すれば、すぐ子どもができる、と思っていました

主人とは5年間つき合って結婚したので、すぐにでも子どもがほしいと思っていました。

わたしはひとりっ子で寂しい思いをしたので、自分が結婚したら子どもを何人か産もうと決めていました。そして、そのうちの一人に、ゆくゆくは実家の名を継がせようと考えていたのです。

最初のころは、結婚すれば、すぐに子どもが授かるだろう、とたかをくくっていました。ところが、半年たっても妊娠の兆候がありません。だんだん心配になってきて、近くの産婦人科で検査を受けました。そのときに、基礎体温をつけたノートも持参しました。

検査の結果、排卵日から高温期へ移行するまでの日数が長く、黄体ホルモンが出にくい体質であることがわかりました。そこは漢方治療をする病院で、しばらくは漢方薬を飲んで様子をみていましたが、主治医が亡くなられたので、別の大学病院で治療することになりました。

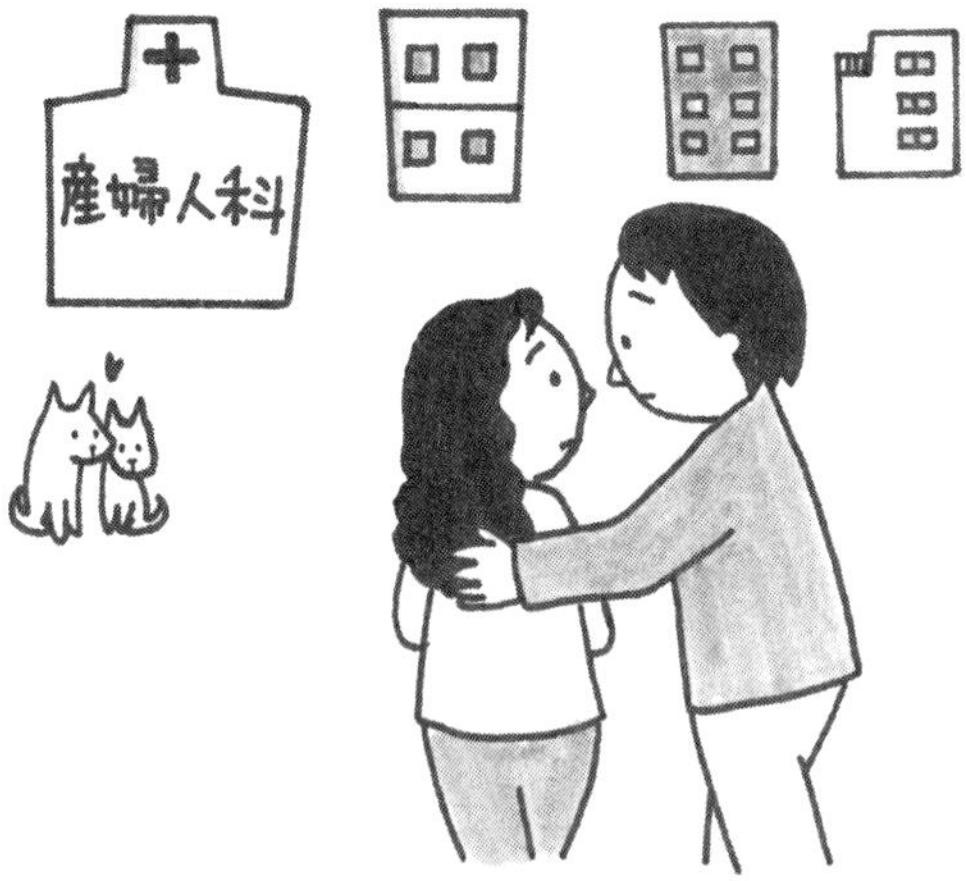

●人工授精をすすめられました

わたしの場合は、卵管の通りには問題はあ

りませんでしたが、子宮の大きさが平均よりも小さいので妊娠しにくい、ということから人工授精をすすめられたのです。

なんとしても子どもがほしいと切望していたわたしは、人工授精にもとくに抵抗感がなく、結局11回行いましたが、それでも妊娠できません。それで、とうとう体外受精に踏みきり、通算7回も挑戦しましたが、ことごとく失敗に終わりました。

そのころには、からだがだるく、肩こりやめまいにも悩まされるようになっていました。外出もできなくなり、これでは赤ちゃんどころではありません。

また、以前からずっと基礎体温をはかっていましたが、なかなか体温が上がらず、どうやら排卵も起きていないようなのです。

●マカを飲みはじめ、3カ月で妊娠しました

マカと出合ったのは、そんなときでした。偶然、読んだ雑誌に、ホルモンのバランスをととのえるマカが紹介されていたのです。妊娠することよりも、まず体調を回復したいという思いもあり、さっそくマカを取り寄せて飲んでみることにしまし

た。

飲む分量は、午前10時と午後3時に1包ずつです。飲みはじめた2週間後には、めまいやだるさが消え、20日もたつと体温が上がってきたのです。おりものも出るようになり、排卵しているようでした。この変化で、「マカは、わたしに合っている」と確信しました。

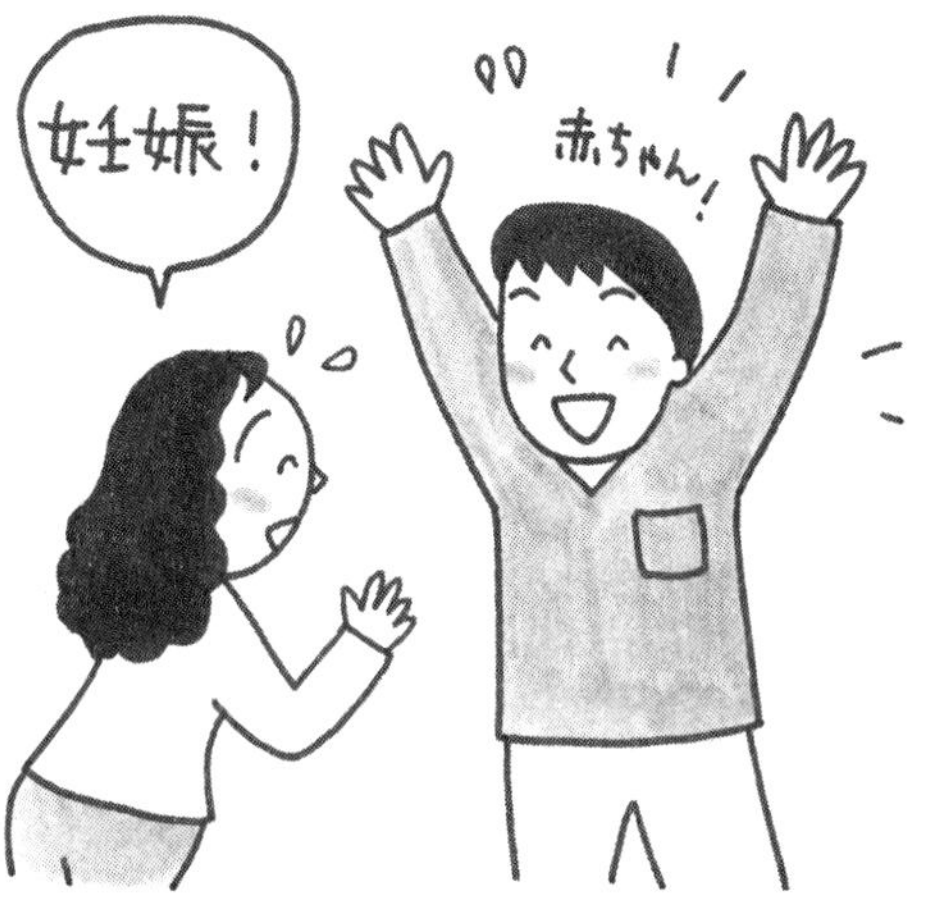

マカの効果に感心した主人も、気が向いたときに1包、飲むようになりました。

マカを飲みはじめて3カ月め、基礎体温が高温の状態でずっと続いていました。もしやと思い、妊娠判定薬で調べてみるとプラスの結果が出たのです。とうとう待望の赤ちゃんができたのです。主人は、思わず「バンザーイ」と叫んでいました。

自分が妊娠した、という実感は日に日に増

していきます。なんとなく誇らしげな気持ちがして、しばらくはすれ違う人に、「わたしに、赤ちゃんができたんです」と思わずいいたくなるほど興奮していました。

最初はからだの不調を治したい一心で飲みはじめたマカでしたが、その効果は想像以上のものでした。体外受精もせずに自然なかたちで妊娠できたのですから。それに、体調が回復したことで、明るく、前向きな気持ちになれたのもうれしいことです。

ホルモンのバランスが悪く、妊娠しにくい体質。マカを飲んで人工授精にみごと成功しました

藤川暢子さん　29才・結婚5年

●排卵が不順。主人には問題なし

結婚後、2年ほどは夫婦二人だけの生活を満喫していましたが、いざ避妊をやめてみると、なかなか妊娠しません。

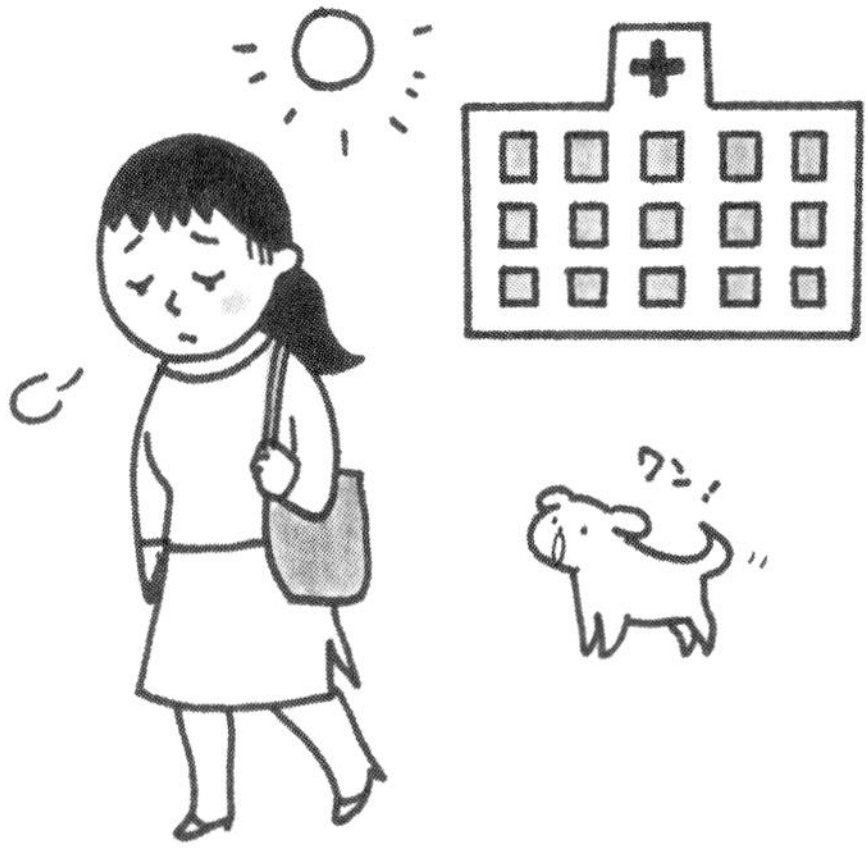

とりあえず、会社の近くの婦人科へ行きました。そのときは「大丈夫、あとはタイミングだけですよ」といわれるに違いない、とのんきにかまえていました。

ところが、「ホルモンのバランスが悪く、妊娠しにくい体質」という診断結果を聞かされ、目の前が真っ暗になりました。それまで、自分はまったくの健康体と信じきっていたのです。

わたしは、どうしてよいのかわからず、その場で泣きだしてしまいました。

わたしの場合、自力で排卵できるものの、毎月、排卵しているわけではないらしいのです。主人のほうも調べてもらいましたが、問題は何も見つかりませんでした。

●排卵誘発剤とタイミング指導だけの治療が行われました

その病院の治療法といえば、排卵誘発剤の処方と、タイミング指導だけ。これが2年間ダラダラと続き、生理がくるたびに、くやしくて泣く日々でした。気分が落ち込んで会社を休んでしまったこともあります。

らちがあかないので、別の病院へ行ってみました。そこでも同じ治療が1年くらい続き、病院の治療への不信感が増すいっぽうでした。

そんなとき、インターネットの不妊のサイトでマカを知ったのです。ワラをもつかむ気持ちで、さっそくマカを取り寄せ、朝と夕の食前に1包ずつ飲むようにしました。

また、そのころ、不妊治療に力を入れている別の病院に変えました。その病院では、いままでになく治療法の説明や指導がきちんと行われており、主治医や看護婦さんの対応も信頼がおけました。

●主人とマカを飲んで妊娠。二人で号泣しました

マカを飲みはじめてまもなく、基礎体温の高低差がはっきり出るようになりました。それまでは、高温層と低温層の差が明確ではなく、排卵日もまちまちだったのです。

主人も、夜、寝る前にマカを1包飲んでいましたが、二日酔いせずに疲れにくくなったといっていました。

治療をはじめてからしばらくして、主治医から人工授精をすすめられました。最初は少しとまどいもありましたが、思いきって挑戦してみることにしました。おかげさまで3回めの人工授精で赤ちゃんを授かることができ

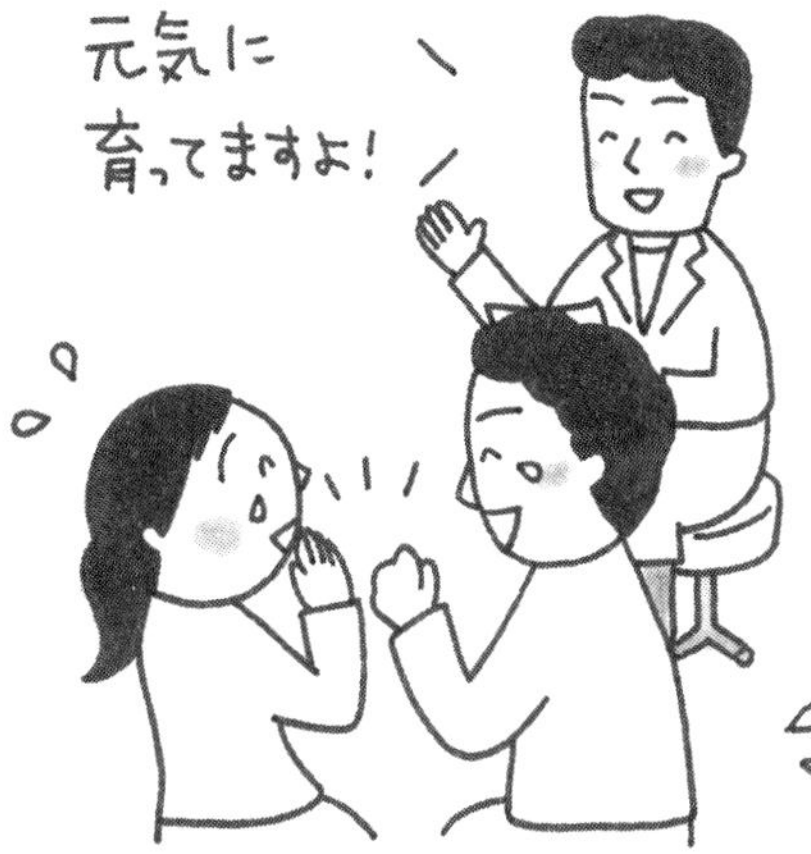

たのです。

人工授精をしてからは、毎日、ドキドキしながら基礎体温をはかっていました。すると、高温の状態がずっと続いているのです。「これは!?」と思い、妊娠判定薬で調べてみたら妊娠していました。

お礼かたがた、主人といっしょに病院へ検査に出かけました。主治医から「赤ちゃんは元気に育ってますよ」といわれたときは、感激のあまり二人で号泣してしまいました。

昔は「子宝」と聞いても、ありがたみがわからずに「子どもを授かるのは普通のこと」と思っていましたが、自分がこんな体験をしてやっと妊娠できたことで、はじめて子どもをもつことのたいへんさを実感しました。

いま妊娠3カ月ですが、赤ちゃんのためにも、毎朝1包ずつマカを飲んで栄養をつけているんです。

マカで赤ちゃんができた

2年半の不妊治療で効果がなかったのに、マカを飲みはじめて4カ月めに、人工授精に成功しました

斉藤智恵さん　37才・結婚10年

●夫婦とも子ども好き。喜びもつかの間、流産してしまいました

わたしも主人も、大の子ども好きです。ですから、結婚当初から避妊せず、妊娠を待ち望んでいました。半年後に妊娠しましたが、すぐに流産。その後も妊娠の兆しがなく、とうとう不妊専門の病院を受診することにしました。

検査の結果、ホルモンのバランスが悪く、自力では排卵できないことがわかりました。不妊治療をはじめるにあたって、主人の精子も調べてもらいましたが、幸い

少し運動率が悪い程度で、とくに問題はみつかりませんでした。

それからは排卵誘発剤を飲みながら、人工授精に挑戦し、結婚5年めにしてやっと第一子を出産することができたのです。

その後、どうしてももう一人ほしくなり、上の子が2才になったころ、同じ病院で治療をはじめました。このときは年齢的なことを考え、最初から人工授精を希望しました。

ところが、第一子のときは1回の治療で妊娠できたのに、なかなか子宝が授かりません。結果的には、人工授精を10回以上、その間には体外受精にも1回、挑戦しました。それでも効果はありません。病院に行くことは苦に思っていなかったし、納得したうえでの治療だったので、とくにつらいと思いませんでした。しかし、あらためて年齢の壁の高さをまのあたりにしたような気持ちがしました。

●マカを飲みはじめ、4カ月後に人工授精で妊娠しました

ほかに何か手だてがないものかと、書店で不妊治療の本を探していたときに見つ

けた雑誌にマカが紹介されていました。マカを飲んで妊娠した人たちの実例がたくさん載っており、信頼できる内容でした。

さっそくマカを取り寄せ、朝と晩、食前に1包ずつ飲むようにしました。

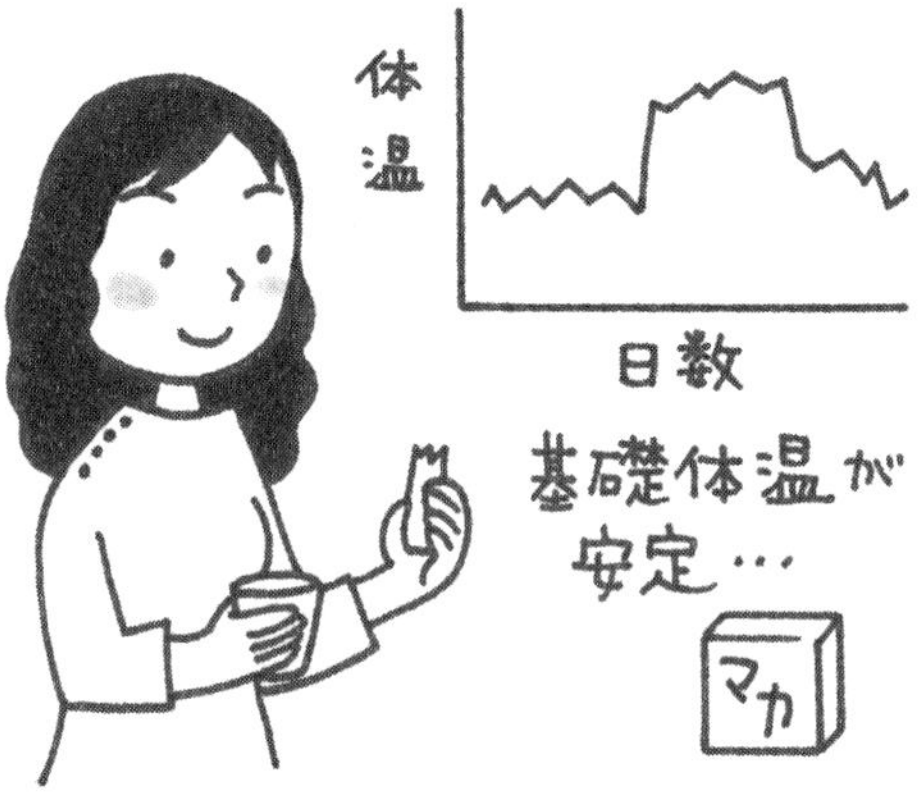

わたしは、以前から基礎体温をはかり、グラフにつけていますが、高温期と低温期はあるものの、その昇降の度合いが不安定で、グラフの線がギザギザになっているのが気になっていました。

それが、マカを飲みはじめた月から、きれいなカーブを描くようになったのです。

また、主人も、夜寝る前に1包、マカを飲むようになりましたが、それ以来、朝の目覚めがよくなったといっていました。

マカを飲みはじめてから4カ月たち、再度、人工授精に挑戦した結果、めでたく今回の妊娠につながりました。

病院で妊娠が判明したのは、クリスマスの12月25日。夫に報告したときは、さすがに狐につままれたような顔をしていましたが、最後にひとこと「最高のクリスマスプレゼントをありがとう」と言ってくれました。

2年半もの間、不妊治療を続けたにもかかわらず効果が出なかったのが、マカを飲んでたった4カ月で妊娠できたのです。

妊娠がわかったあとも、赤ちゃんが丈夫に育つように、マカを飲み続けています。

長女出産後の7年間、排卵誘発剤も効かなかった不妊をマカで克服し、2カ月で妊娠

武村尚子さん　34才・結婚9年

●二人めがほしいのに、なかなか妊娠できません

わたしは、7年前に長女を出産しました。そのときは何の問題もなく妊娠し、出産したのです。

娘が2才になったころから二人めを考えていましたが、なかなか妊娠しません。「一人じゃかわいそうだよ」などと人からいわれることも多く、精神的にまいってしまいました。そこで、さすがに心配になり、産婦人科を受診したのです。

フーナーテストといって、性行為の直後に病院へ行き、精子がちゃんと子宮のなかに入っているかどうかを調べる検査を受けました。そのときの結果が正常だったので安心してしまい、それっきり病院へは行きませんでした。

ところが1年たっても赤ちゃんを授かりません。こんどは本腰を入れて治療しようと、再度、病院を訪れました。

わたしの場合、排卵があったりなかったり、まちまちであることがわかりました。そこで排卵誘発剤を飲みはじめたのですが、妊娠の兆候がみられません。卵管造影検査をしたところ、卵管の太さが平均より細いことが判明。卵管に抗生物質を注入

し、卵管の通りをよくする治療をしましたが、いっこうに妊娠する気配がありません。とうとう、医師から人工授精をすすめられました。

そのとき、はじめて主人も検査を受けたのですが、精子の量・運動率ともにあまりいい結果ではありませんでした。

●マカのパワーを確信。4カ月、4回めの人工授精で妊娠しました

人工授精に2回挑戦したころ、本でマカを知り、夫婦で飲んでみることにしました。分量は1日2回、朝夕の食事前に1包ずつ飲みました。マカを最初に飲んだのは、3回めの人工授精の3日前でした。そのときは妊娠しませんでしたが、たった3日間で、主人の精子の運動率が30%から60%までアップしていたことが検査でわかったのです。

また、排卵日に卵胞の大きさをはかるのですが、マカを飲みはじめてから卵胞の大きさが、いままでになく大きくなっていました。小さいときは16㎜、大きくても22㎜程度だったのが、マカを飲んだときは28㎜まで大きくなっていたのです。

そんなことから、マカのパワーを確信し、4回めの人工授精の際は毎日、朝夕1包ずつまじめに飲みました。そのおかげでしょうか、マカを飲みはじめて2カ月めで妊娠することができたのです。

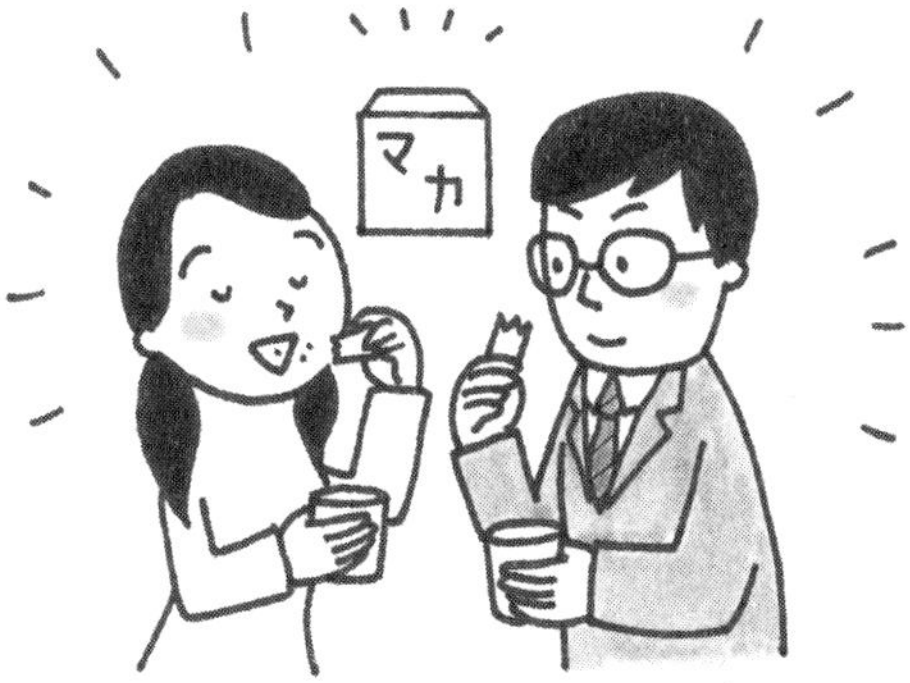

マカで2か月めに妊娠!

この結果には、夫婦して、ただただ驚くばかりでした。一時は赤ちゃんをあきらめかけたこともありましたが、あきらめないで本当によかったと思います。主人の両親がお祝いに、二泊三日の温泉旅行をプレゼントしてくれました。

現在、妊娠3カ月に入ったばかりですが、いまから出産が待ち遠しくてたまりません。それに、冷えがちだった足先が、マカを飲みはじめて、ずいぶん楽になりました。マカは冷え症にも効果があるようですね。

8年間で50回の人工授精に失敗。排卵誘発剤も効かなかったわたしがマカで妊娠しました

山田瑞穂さん　37才・結婚10年

●夫の精子の数が平均値以下、人工授精にも失敗

嫁ぎ先は自営業だったため、結婚当初は仕事を覚えようと、子づくりは控えていました。しかし、まわりの友人たちがつぎつぎと結婚し、妊娠していくのを見ているうちに、「そろそろ、わたしも……」という気持ちになりました。そこで、基礎体温をはかりながら妊娠のタイミングを見はからっていたのですが、なかなか赤ちゃんを授かりません。

姑のすすめもあり、結婚1年後に産婦人科を受診しました。検査の結果、わたしには異常が見つかりませんでしたが、主人の精子が量・運動率ともに平均値より低いことがわかりました。

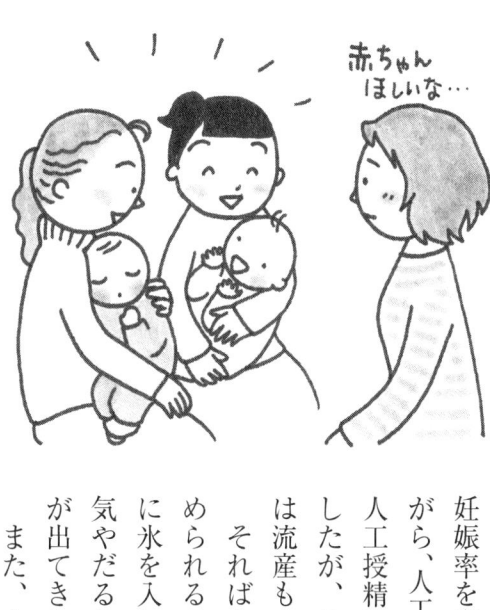

医師から、「自然妊娠は無理だ」といわれ、妊娠率を高めるためにホルモン剤を注射しながら、人工授精に挑戦することになりました。人工授精は、8年間で50回近くにもおよびましたが、ことごとく失敗に終わり、その間には流産も1回経験しました。

それればかりか、ホルモン剤の副作用に苦しめられることになりました。まるで、おなかに氷を入れているようにからだが冷え、吐き気やだるさ、胸の張りなど、さまざまな症状が出てきたのです。

また、人工授精をした直後は、腹痛にも苦

しめられました。その痛さたるや、おなかを内側から爪でひっかかれるような激痛なのです。換気扇の風がおなかにあたっただけで痛みが走るほどでした。

●つらい不妊治療が続きました

医師に相談しても、副作用はあり得ないという答えが返ってくるばかり。ホルモン剤の投与をやめるか、妊娠の可能性に賭けるか、思い悩む日々が続きました。

そのころには、まわりの友人たちがつぎつぎと妊娠していました。彼女たちの幸せそうな顔を見て、わたしは不妊治療を続ける覚悟を決めたのです。

しかし、排卵誘発剤を投与し続けているうちに受精卵が誘発剤に反応しなくなってしまい、医師からは「もう治療をやめましょう」といわれました。

あきらめきれないわたしは、さまざまな健康食品を試したり、整体や鍼に通ったりしました。そのおかげでからだの不調は少しずつよくはなってきましたが、からだの冷えだけは治りません。その後、体外受精にも挑戦したのですが、受精卵がひび割れ、成長できないことが判明。医師からは「もう妊娠は100％無理です。治療はやめましょう」といわれ、絶望感におそわれました。

●半信半疑だったマカが、医師も驚く体外受精を成功させてくれました

そのころ、鍼の治療院で知り合った方からマカを紹介されました。いろいろな健康食品を試してきたわたしは、最初は半信半疑でしたが、主人の「マカは、不妊や滋養強壮に効果があるそうだよ」という言葉に励まされ、試してみる気になりました。

それ以来、朝と晩の食前に1包ずつ飲み続け、主人にもできるかぎり、飲んでもらうようにしました。すると、マカを飲みはじめた直後から、長年、悩まされてきた冷え症がなくなったのです。

マカの効果を実感したわたしは、2カ月めから1日3包、飲むようにしてみたところ、ホルモン剤の副作用にともなうからだの不調をまったく感じなくなりました。

そして、不妊治療に再度挑戦してみたい、と主治医に申し出てみました。

主治医は最初、乗り気ではありませんでしたが、血液検査の結果、妊娠するためのホルモンがたくさん分泌されており、妊娠する可能性があることがわかったとき

の医師の驚きようったらありませんでした。そこで体外受精を試みた結果、今回の妊娠となったわけです。

この9年もの間、絶望感を何度も味わいましたが、マカのおかげで夢がかなえられました。あきらめなくて本当によかったと感謝しています。

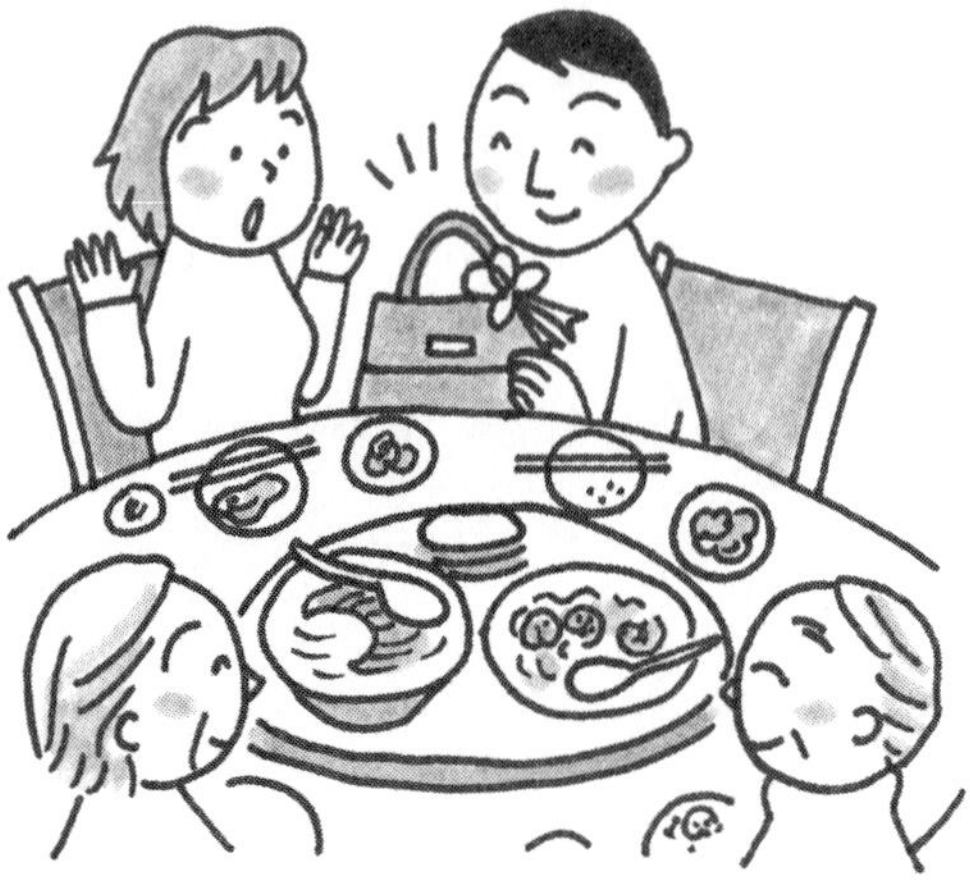

主人とわたしの両親が、Tホテルの有名な中華料理店で、赤ちゃん誕生前祝いの豪華な席をもうけてくれました。また、その席で主人から、「がんばったね」と、前からほしかったバッグをプレゼントされました。わたしにとって、これまでのつらい思いが吹き飛ぶような、うれしい日となったのです。

妊娠がわかってからも、母子の健康のためにマカを毎日飲んでいます。気が早いですが、これからもマカを飲み続け、第二子のときは自然妊娠できたらいいな、と願っています。

マカで赤ちゃんができた

高齢出産に、あせり……。第二子を人工授精で、と決心しましたが、9回失敗。マカを飲んで10回めに妊娠できました

小池洋子さん　34才・結婚7年

●医師から人工授精をすすめられ、思いきって挑戦しましたが、妊娠の兆しはありませんでした

長男を出産後、年子でもいいから早くつぎの子を、と望んでいました。

いまは40才でも妊娠できるそうですが、やはり年齢が高くなるにつれて妊娠する確率も低くなります。一刻も早く、というあせりがあり、1年半を過ぎたころ不妊専門の病院へ行ってみました。

2カ月にわたってひととおりの検査をし、主人のほうも調べてもらいましたが、これといった不妊の原因は見つかりませんでした。ただ、卵管が細く、プロラクチンの数値が高かったので、薬を飲みながらタイミングをはかることになりました。

そんな治療が1年ほど続きましたが、事態はあいかわらずでした。医師からは人工授精をすすめられ、思いきって挑戦しましたが、妊娠の兆しはありません

家は自営業なので、仕事や子育てに追われながら通院を続けるのは大変でした。でも、姑が「病院へ行くときは仕事のことは忘れなさい」と理解を示してくれたのは幸いでした。

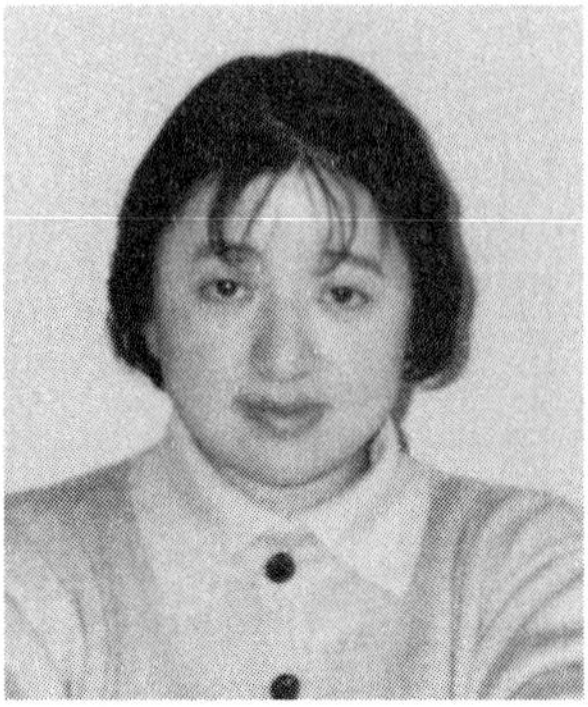

小池洋子さん

●可能性が低い、といわれた10回めの人工授精が、マカで大成功

結局、ほとんど毎月のように人工授精を行い、とうとう10回を数えることになりました。医師からは「人工授精を5～6回行って効果がなかった

ら、妊娠する可能性はほとんどない」といわれていましたので、これでだめだったら体外受精しかない、と半分あきらめていました。

ところが、その10回めが今回のおめでたにつながったのです。妊娠がわかったときは、一瞬、信じられなかったほどびっくりしました。これも、マカを飲んだことで妊娠しやすい体質に変わったおかげだと思います。

その半年前にマカを知り、朝と夕に1包ずつ飲みはじめました。その後、自分のからだにいろいろな変化を感じました。

まず、マカを飲みはじめてから、ひどい冷え症が解消し、からだがぽかぽかして、ぐっすりと眠れるようになりました。

また、以前は基礎体温の高温期でも体温がそう高くならなかったのが、高低差がはっきりしてきたのです。

妊娠がわかったときの、主人や姑のうれしそうな顔はいまでも忘れられません。それまでのつらかった日々を思い出し、大泣きしてしまいました。

結婚当初は、主人もわたしも、子どもは三人と希望していました。できればもう一人ほしいので、いまでも毎日欠かさずマカを飲んでいます。

マカで赤ちゃんができた

長女を出産後、夫の精子の運動量の低下が原因で自然妊娠は無理。10回の人工授精でもなかなかできなかった第二子が、マカで……

三浦純子さん　37才・結婚10年

●精子の運動率が50％を切り、自然妊娠は無理と宣告されました

結婚したら、すぐにでも子どもがほしいと思っていました。しかし、1年めが過ぎても妊娠する気配がないので、病院でみてもらうことにしました。

そのときは、卵管の片方が少し詰まりぎみだった程度で、とくに問題は見つからず、主人の検査値も正常でした。

その後、排卵誘発剤を服用しながらタイミング指導を半年ほど続けましたが成果

がなかったので、通院を断念しましたが、その3カ月後に自然妊娠し、長女を出産しました。

長女を産んだあと、二人めがなかなか授からず、再度、検査を受けました。ところが、こんどは主人のほうに異常が見つかったのです。精子の運動率が50%を切っており、自然妊娠は無理と宣告されました。

そこで人工授精に踏みきりました。人工授精は10回以上におよびましたが、ことごとく失敗に終わりました。

タイミングのよい日に主人の出張が入ったりして、それまでの努力が報われなかったこともあります。

また、わたしも仕事がたてこみ、予定時間どおりに治療が終わらなかったときなどは、深夜まで仕事に追われることもありました。

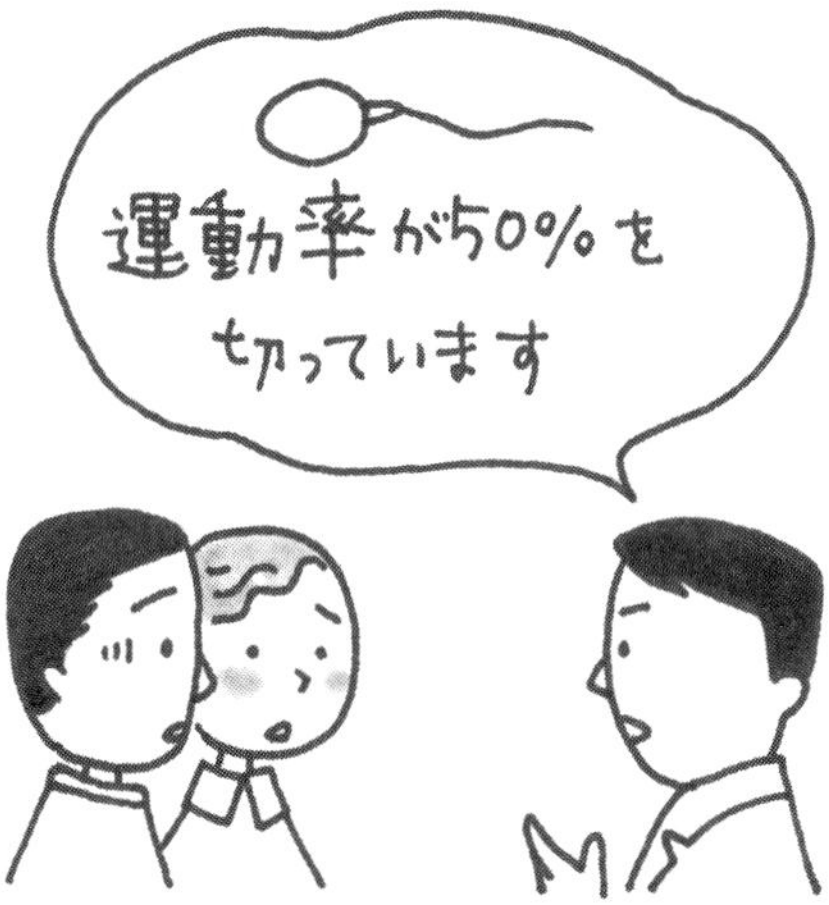

まわりは出産ブームで、近所の若い人たちがつぎつぎとおめでたになっていきました。当時は、病院で知った人に会うのがいやで、こそこそと隠れるように通院していたものです。

おまけに、排卵誘発剤の投与のしすぎで、子宮の内膜が薄くなり、生理の量が減ってしまいました。排卵誘発剤の注射は痛みをともなうことも多く、イライラが増して子どもにやつあたりしたことも少なくありません。そんな自分が情けなく、何のための治療だろうと疑問に感じるようになりました。

体外受精にも2回挑戦しましたが、結果は出ずじまいでした。とうとう不妊治療は2年間におよび、経済的な負担もきびしくなっていました。

主人と相談し、ここまでがんばったんだから悔いはない、もう子どもは一人でいいとあきらめたのです。

●ところが、健康雑誌で知ったマカを夫婦で飲んで、自然妊娠しました

その1年後、スーパーのレジ近くに置いてあった健康雑誌の表紙に「不妊」の文

字を見つけ、思わず手にとると、買ってしまいました。

マカの記事を読んでも、本当に効果があるのかしら、と半信半疑でしたが、もう一度、可能性に賭けてみる気になったのです。いったん、あきらめたとはいっても、やはり踏んぎりがつかなかったのでしょう。

主人も協力的で、二人で寝る前に1包、飲みました。

それから間もなくして、頑固な肩こりが解消していることに気づきました。頭痛や吐き気をともなうほど重症だったのが、マカを飲むようになってからはまったく感じないのです。

その1カ月後、子宮ガンの検査を受ける機会がありました。排卵日あたりを選んで検査してもらったところ、薄くなっていた子宮の内膜が回復していたのです。これはマカの効果に違いない、と確信しました。

さらに1カ月が過ぎたころ、生理が1週間以上も遅れていました。もしかしたら妊娠では、と妊娠判定薬でたしかめてみましたが、実際にプラスの反応が出ても、最初はまったく信じられませんでした。

主人も同じで、「はいはい、そうですか。また勘違いだろ」と、頭から信じていませんでした。

妊娠しているという実感をもてたのは、病院で赤ちゃんの心音を聞いたときでした。これまでのつらく長い年月が思い出され、涙が止まりませんでした。

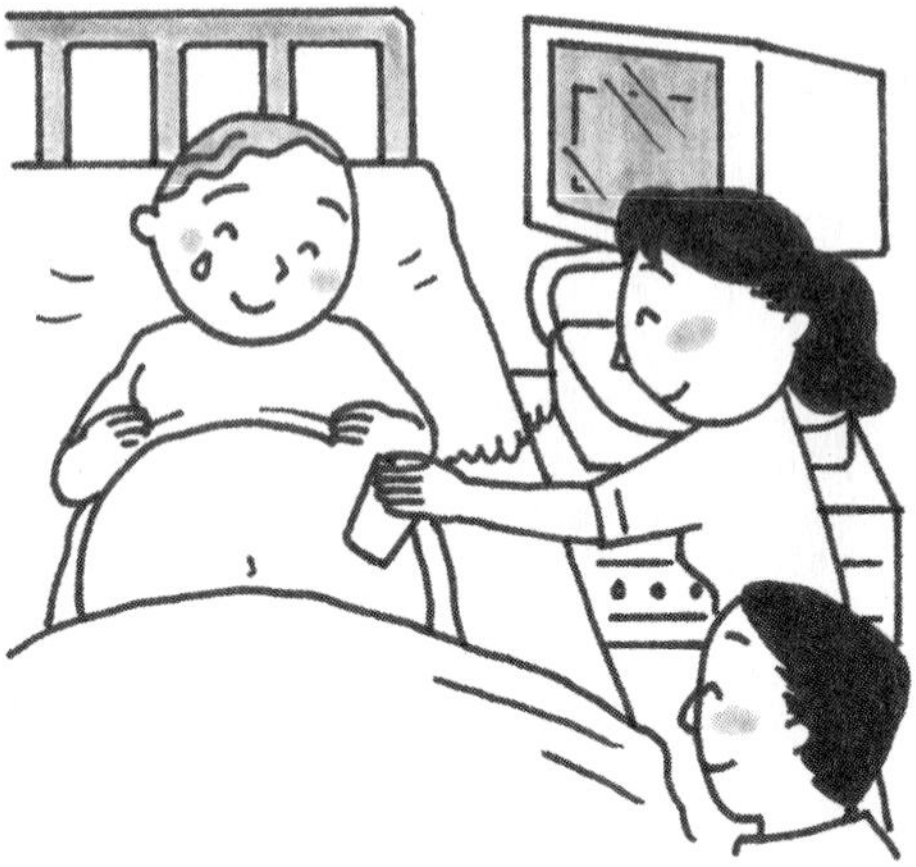

あれだけ人工授精や体外受精をくり返したのに成果が出なかったのが、マカを飲んでたった2カ月で自然妊娠できたのです。
マカを飲んだことで、夫婦ともに妊娠しやすいからだに改善できた、そう信じています。
これからもマカを飲み続けていきます。また、以前のわたしのように、不妊で悩んでおられる方々に、ぜひ、マカをおすすめしたいと思っています。

子宮筋腫と子宮内膜症の痛みと貧血、夫の精子に問題があり妊娠の兆候なし。体外受精待ちの間に、二人で飲んだマカで妊娠しました

門脇真由美さん・35才・結婚3年

●不妊検査で、卵管の詰まり、主人の精子の量・運動率が通常の半分であることがわかりました

20代のときに子宮筋腫と子宮内膜症がわかり、それにともなう痛みと貧血に悩まされていました。

筋腫のほうはさほど大きくなく、すぐに治療をする必要はありませんでしたが、内膜症の痛みは尋常ではなく、生理中は、のたうち回るような激痛におそわれました。また、貧血の数値も低く、立ちくらみをすることもしょっちゅうでした。

当時、わたしは医療機関に勤めていたので、症状が出てもすぐに鎮痛薬や造血剤を処方してもらえましたから、なんとか仕事を続けることができたのです。医師からは、子宮筋腫や内膜症を治すには妊娠するのがいちばんといわれていたので、結婚後はすぐにでも子どもがほしいと思っていました。

それが1年半を過ぎても妊娠の兆候があらわれません。ちょうどそのころ、ある女優さんが子宮ガンで子宮摘出をしたというニュースをテレビで見たのです。自分が妊娠できないのは、もしかしたら以前からの持病が原因かもしれないと不安になり、きちんと検査を受けてみようという気になりました。

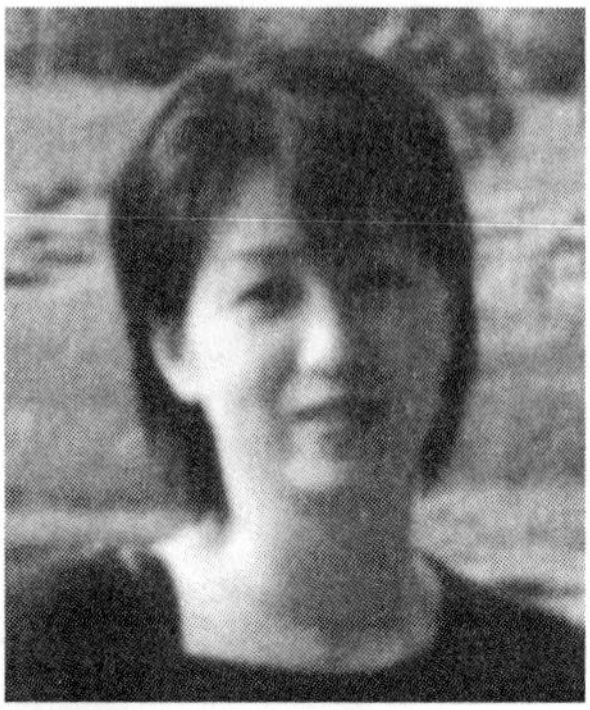
門脇真由美さん

検査の結果、左側の卵管が詰まっていることが判明。そのうえ、わたしの場合、おもに左の管を通って卵子が受精するタイプで、人工授精も成功するとはかぎらないと告げられました。
それればかりか、主人の精子の量、運動率ともに通常の数値の半分以下だったのです。二人ともショックを受けたのはいうまでもありません。しばらくは、落ち込んで、二人でため息ばかりついていました。

●人工授精を2回失敗。マカのおかげで、体外受精の予約待ちの間に、主治医も驚いた自然妊娠をしました

その後、人工授精に2回ほど挑戦しましたが、失敗に終わりました。このまま続けたところで妊娠する可能性は低いと判断し、体外受精に踏みきる決意をしたのです。ところが、体外受精の予約待ちの間に自然妊娠をしたのですから、周囲はもちろん、自分もビックリでした。

主治医の説明によれば、詰まっている左側の卵巣で排卵した卵が、何らかの拍子に右の管に移行して受精したらしいのです。妊娠がわかったときも、にわかには信じられず、「本当ですか」と先生に問いただしたくらいでした。先生も「こんなケースは本当にまれ」と驚いていました。

わたしの子宮の状態が悪く、主人の結果もよくなかったのに自然妊娠できたのは、

きっとマカのおかげだと思います。

不妊治療をはじめたころにマカを知り、夫婦で朝晩1包ずつ飲みはじめました。

その3カ月後に、わたしのからだに変化があらわれました。基礎体温の高温層の体温が36・5度から36・75度以上と高くなったのです。それに、いままでは暑くても汗をかかない体質だったのが、汗をかくようになりました。

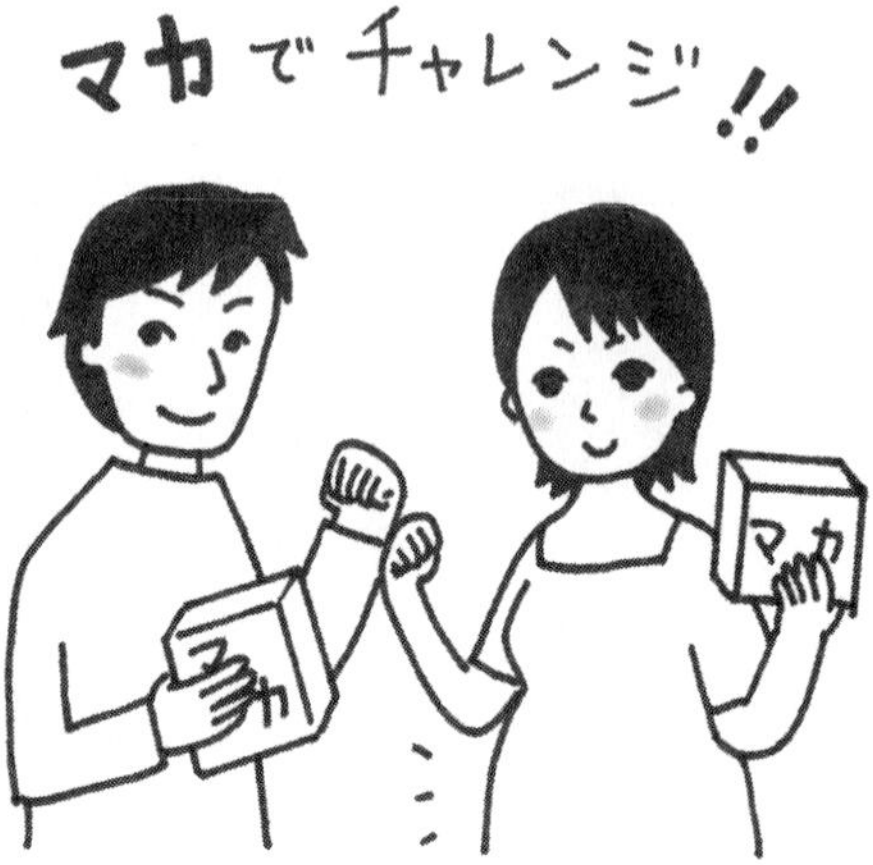

また主人も、マカを飲みはじめた半年後の検査で、精子量が26500から33700へ、運動率も35・6%から71・4%へと大幅に改善していたのです。
マカを飲んでいたおかげで、わたしは受精できる卵子をつくられるからだになり、主人の結果もよくなりました。病院での治療をすべてとは思わず、可能性のあるものにチャレンジしたことがよかったのだと思います。事実、わたしの場合は絶対に無理といわれてい

た自然妊娠がマカによってできたのですから。
わたしと同じような悩みを抱えている人がいたら、迷わずマカをすすめたいです。

マカで赤ちゃんができた

長男誕生のあと、夫の精子に問題があり人工授精。なかなか妊娠できず、マカを夫婦で飲みはじめて3カ月後、赤ちゃんを授かりました

矢沢奈緒子さん　32才・結婚5年

●第二子がほしくて産婦人科に通いましたが、異常はありませんでした

長男が1才を過ぎたころ、こんどは女の子がほしいと思い、産婦人科に通いはじ

めました。女の子の場合は産み分けがむずかしいらしく、なかなか妊娠の兆しが見えず、4カ月で通院をやめてしまいました。そのときは基礎体温表を見てもらった程度で、これといった検査は受けませんでした。

ところが、息子が3才を過ぎたころには、知人に二人め、三人めができていました。息子を幼稚園に入れてみると、少子化社会だとさわがれているわりには、ひとりっ子はクラスに一人か二人しかいません。そのうえ、「ひとりっ子だとかわいそう」「ひとりっ子だから、幼稚園の役員をしてみませんか」などといわれることもありました。

家族三人で食事に行ったときなどに、きょうだいでじゃれ合っている子どもたちの様子を見るにつけ、息子にも早くきょうだいをつくってあげたいと強く思うようになりました。

そこで不妊治療専門の産婦人科で卵管造影検査を受けてみたのですが、異常は何も見つかりません。しかし、主人は、仕事でのストレスがたまっていたせいか、精子の運動率が低下していることがわかりましたが、それも不妊の原因になるほどではない、といわれました。

排卵誘発剤の注射とタイミング指導が1年ほど続き、主人の転勤が決まったときには1週間続けて注射をうちましたが、それでも妊娠できませんでした。

転勤で引っ越してからすぐに、近くの病院を受診し、以前と同じ治療がはじまりました。また、整体にも行きました。骨盤のゆがみがあるとホルモンのバランスが悪くなると聞いたからです。でも、効果がないうえ、治療費もバカにならず、長続きしませんでした。

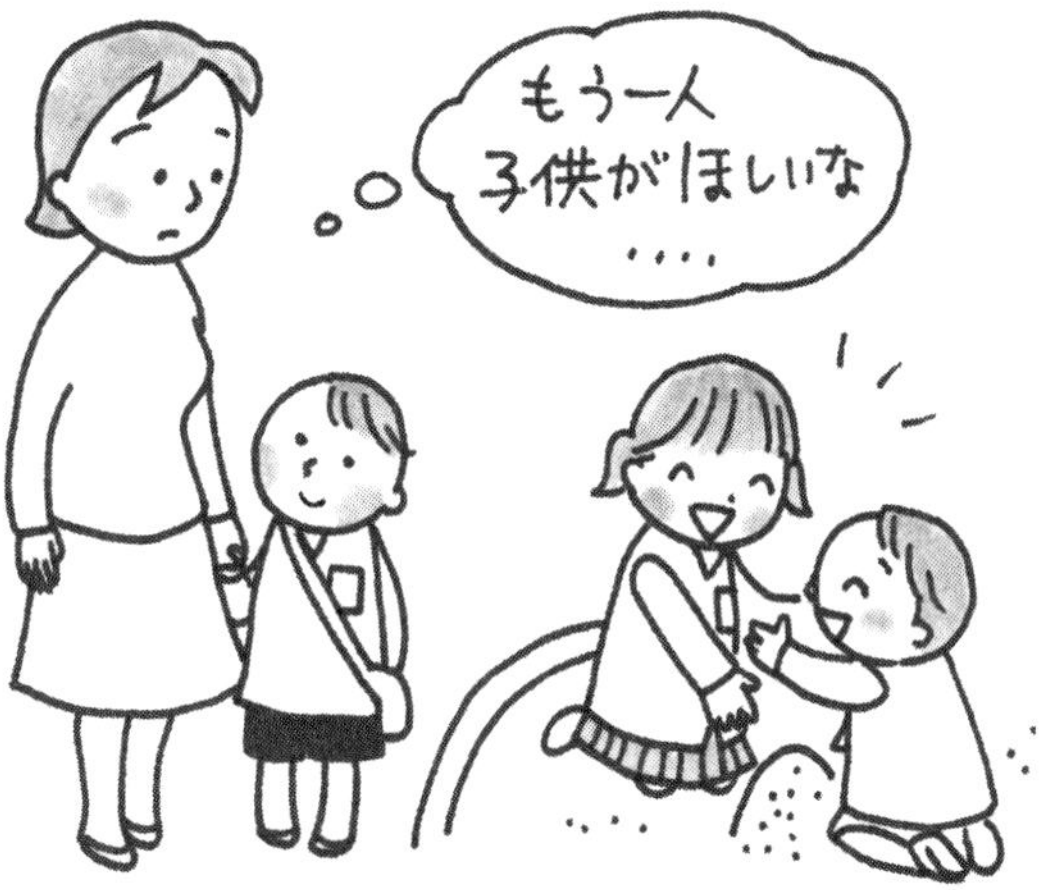

●夫婦でマカを飲み、精子が元気に。2回めの人工授精でみごと第二子を妊娠しました

不妊の原因がはっきりしないので、日増しにイライラがつのるようになりました。マカ

と出合ったのは、ちょうどそのころです。とにかくからだにいいことは何でもやってみて、妊娠しやすいからだづくりをしようと、主人といっしょに1日2包ずつ飲むことにしました。

その直後に人工授精に挑戦し、1回めは失敗。2回めでようやくこのたびの妊娠となったのです。

マカを飲みはじめて3カ月後のことでした。

じつは、今回の妊娠は、人工授精の結果なのか自然妊娠なのか、いまもってわかっていません。

排卵予定日が病院の定休日にあたり、その2日前に夫婦生活がありました。結局、人工授精をしたのは、排卵日を2日ほど過ぎたころだったのです。

マカを飲むようになってからは、わたしよりも主人のほうが目にみえて体調がよくなったようでした。人工授精をする際、主治医の先生が顕微鏡をのぞきながら「おー、元気な精子だ」といっておられました。たしかに、マカを飲みはじめてからの主人は、疲れが残らないといっており、夫婦生活でもその効果を実感していたようです。

そのつぎの月の生理がこないので、いちおう、妊娠判定薬で調べてみると思いがけない結果が出ました。

そのときは、妊娠したなんて信じられないという気持ちが先にたち、素直には喜べませんでした。二人めがほしいと思ってから4年という間は、毎月、生理がくるたびに泣いていたのですから。

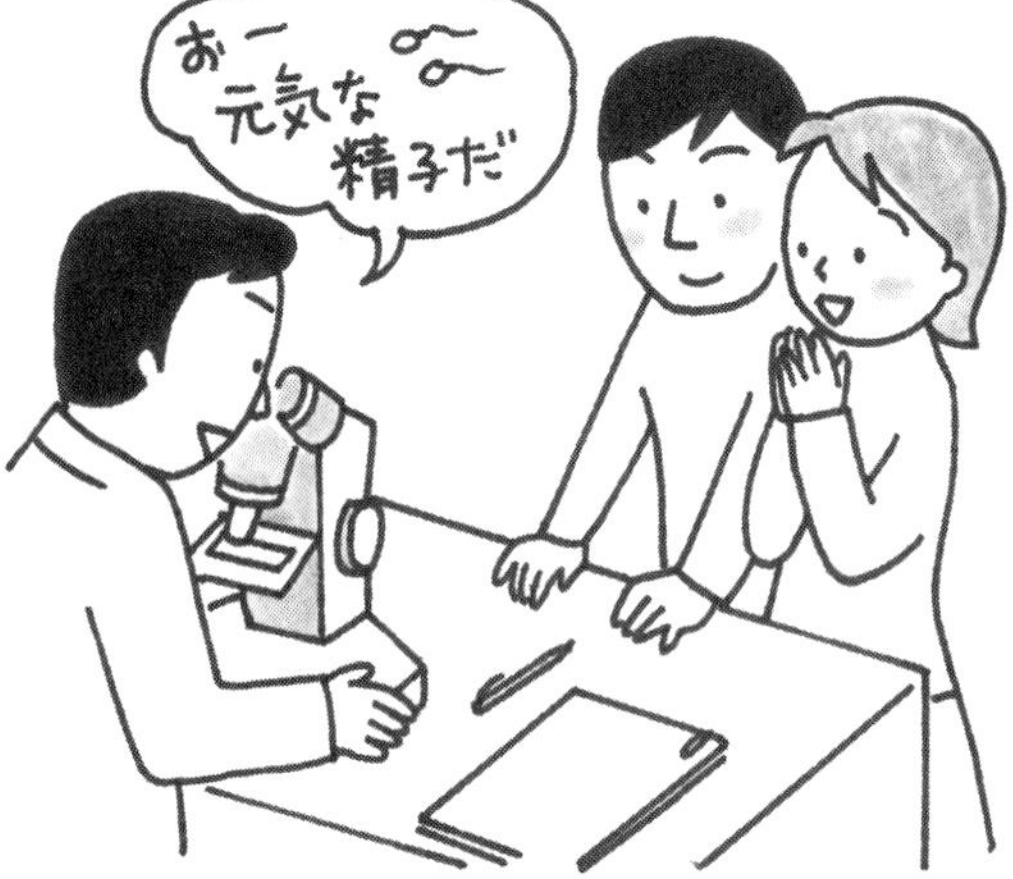

順調に胎児が育ち、超音波検査で赤ちゃんの心音を聞いたときに、やっと実感と喜びがわいてきました。

いま妊娠5カ月ですが、最初の子のときとくらべて、つわりもずいぶん楽でした。これもマカを飲んでいたおかげかもしれません。

小野倫一先生の不妊治療教室　③人工授精

医学が進歩したおかげで、いろいろな障害があって自然妊娠がしにくいカップルでも、治療によって妊娠のチャンスを得られるようになりました。これを自然妊娠に対して人工妊娠と呼び、人工授精、体外受精、顕微授精などがあります。

◆人工授精

人工授精は、男性にインポテンツや精子の異常などの生殖機能に障害がある、精子が子宮頚管粘液と適合しない、不妊治療を行っても効果がない、などのときに行われます。

精液を男性から直接採取し、排卵期に合わせて子宮内や卵管内に注入して妊娠をはかる方法です。

人工授精には、夫の精液を妻の子宮内や卵管内に注入するＡＩＨ（配偶者間人工授精）と、夫以外の男性から提供された精液を注入するＡＩＤ（非配偶者間人工授精）があります。ＡＩＤは、日本では禁止されているので一般的ではなく、人工授精というとＡＩＨのことをさします。

入院の必要はなく、注入器を使って精液を注入後、約30分間、仰向けになって静かに寝ています。そのあとは、ふつうの生活をしてもかまいません。

ＡＩＨの妊娠率は、精子に異常がなければ約40％です。人工授精は、排卵日とタイミングを合わせることが重要です。

また、最近では、夫が長期に海外出張をする場合などに、精子を凍結させて保存し、必要なときに融解して人工授精に用いる方法を行っている病院もあります。この場合は、通常の人工授精よりも妊娠率が低下するといわれています。

人工授精による妊娠率は、回数を重ねると低下していくので、５～６回続けても妊娠しないときは、ＧＩＦＴ（配偶子卵管内移植）や体外受精をすすめることがあります。ＧＩＦＴとは、採取した卵子と精子をいっしょに、直接、卵管に注入する方法です。ただし、日本では、体外受精とＧＩＦＴに夫以外の精子を用いることを禁止しています。

◆体外受精

排卵誘発剤などによって卵胞を十分に発育させ、成長した卵子を卵巣から取り出して、採取した精子と特殊な容器のなかで受精させ、その受精卵を子宮内に戻す方法を体外受精といいます。

不妊治療の進歩により、体外受精は一般的な不妊症の治療法として行われていますが、妊娠率は病院によって差があり、約20％といわれています。

問題点は、多胎妊娠といって、妊娠率を高めるために複数の受精卵を注入することから、三つ子や四つ子などの複数の胎児が一度にできることがあることです。多胎妊娠は、流産や早産、分娩時のリスクなどがあるので、避けなければなりませんが、体外受精ではその可能性が高いので、あらかじめ医師の説明をよく聞いて、多胎妊娠になることがあることを納得してから治療を受けるようにしてください。

◆顕微授精

体外受精が困難なときには、顕微授精といって、顕微鏡で見ながら精子を直接、卵子のなかに注入して受精させ、その受精卵を子宮に入れて妊娠させる方法があります。この方法ですと、体外受精が望めない精子無力症や無精子症の人でも、精巣（睾丸）内に精子があれば、それを採取して卵子と受精させることが可能です。

しかし、通常の性交では、自然に淘汰されてしまう染色体異常の精子が受精する可能性が高いので、染色体異常の遺伝子が子どもに遺伝する可能性があります。これを避けるには、あらかじめ男性の染色体検査を行い、妊娠した場合でも、羊水検査や絨毛検査などの先天異常を調べる検査をすることが必要です。

第3章

マカはどういう薬草ですか

きびしい気候のなかで育つ薬草マカ

◆最高の品質、マカのモラーダ種

マカは、アブラナ科に属する植物で、茎は5㎝と短く、根は円筒形で、明るい黄色、濃い紫、濁ったピンク、白っぽいピンクなどさまざまな色のものがあります。

食用にされるのは根と胚軸で、有効成分もこの部分に多く含まれています。とくに珍重されているのがマカモラーダと呼ばれる表皮が濃い色の根のものです。現在栽培されているマカは、約11種類あるといわれていますが、なかでもマカモラーダは最高の薬効を備えていると評価されています。

本来マカの生育地はきわめてかぎられていました。伝統的にマカは、ペルー国土の南北を走るアンデス山脈の、標高4000～5000mにあるボンボン高原のフ

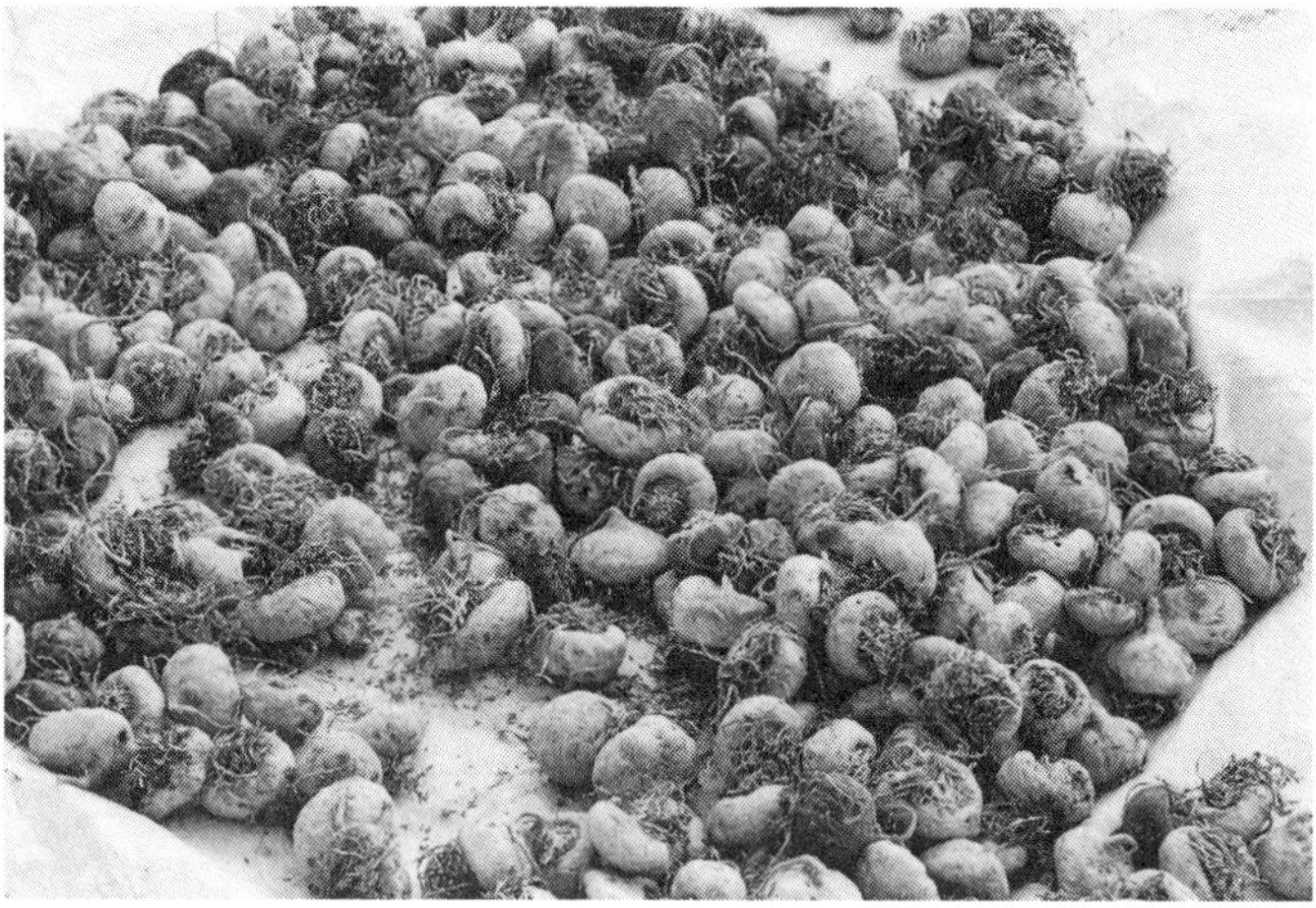

収穫されたマカ

ニン県を中心に自生していたのです。現在ではマカの世界的な需要拡大により、標高3000mくらいの栽培地でも生産されるようになりましたが、概して色も薄く原産地のものとは違うようです。

標高4000～5000mといえば、富士山より高い場所で、空気中の酸素も少なく、一般的には高山病になってしまうほどの高地です。当然、気候はきびしく、風が強く、赤道直下で太陽光線も強烈でありながら平均気温は年間を通じて7度C以下で、夜間には零下10度Cまで下がります。

◆厳しい自然環境がすぐれたマカを生む

このような環境下ですから、ボンボン高

原には樹木はほとんど育ちません。わずかに背の低い灌木が散在し、あとは草本類《そうほん》を中心とした草原か、荒れ地になっています。

しかし、植物に栄養分を吸収されていないため、土壌は豊かで、ボンボン高原の土には、亜鉛をはじめとするミネラル類がたっぷり含まれています。

これらの気候は寒冷で、土地は豊か、太陽光線も強烈という環境が、マカの生育に最も適しているのです。最近では、ペルーの低地で化学肥料を使って栽培されたマカも出回っています。しかし、その栄養価や効能は、ボンボン高原でとれたものに比べると明らかにおとっています。

アンデス高原で暮らす人びとにとって、マカはきびしい自然環境のなかで子孫を絶やさないための大切な栄養源であり、同時に家畜たちの繁殖力維持に欠かすことができない飼料でもあります。生で食べることもありますが、よりマカの効能を高めるために天日干し《てんぴぼ》にして、妊娠適齢期の女性や男性の滋養強壮源のほかに、成長期の子どもの栄養補給食として用いられてきました。

これは、マカが豊富に含むアミノ酸やビタミン、ミネラル類、活性物質が女性の受胎能力を高め、男性の性機能向上を促進させることを、はるか昔から経験的にわ

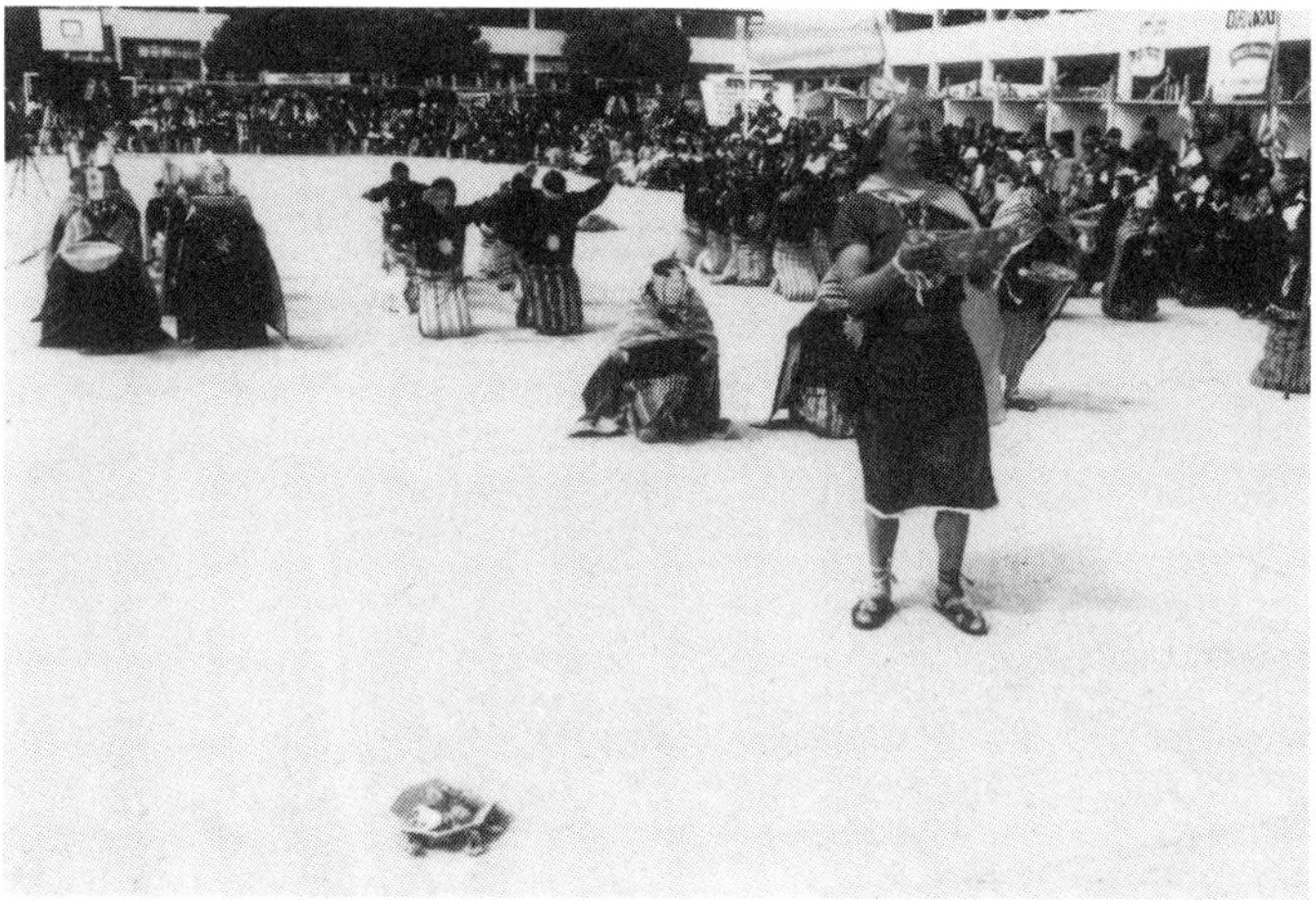

マカ祭。神にマカの収穫を感謝する儀式

かっていたからでしょう。

◆男女の性機能を向上させるマカ

興味深いのは、インカ帝国の時代には、結婚前の若者はマカを食べるのを控えるべき、とされていたことです。これは、若い男女がマカを食べると性機能が活発になりすぎて、結婚前の性的な関係が乱れる、と考えられていたためのようです。

人間がマカの根や胚軸などを利用した残りの葉の部分は、家畜の飼料として用いられます。ただし、貴重な薬草だけに、すべての家畜に与えていたわけではありません。からだが弱ってきた家畜や、子どもを生んでほしい家畜だけに食べさせます。

このように、マカは、ペルーのボンボン高原に住むインディオたちを中心に、数千年前から食べられてきました。

4年ほど前にペルーの国営放送がマカをとりあげ、きびしい生活環境のなかでも元気で長寿をたもっている老人や、多産な女性が多いことを紹介しました。すると、たちまちペルー全土でマカがあらためて注目されるようになりました。

この現象がアメリカで報道されると、マカは全米でもすぐに話題になり、世界中にその名が知れわたったのです。

アンデス地方では、マカの収穫期に「マカ生産者連合会」等の生産者や農務省、学術組織等が参加して、祝祭が行わ

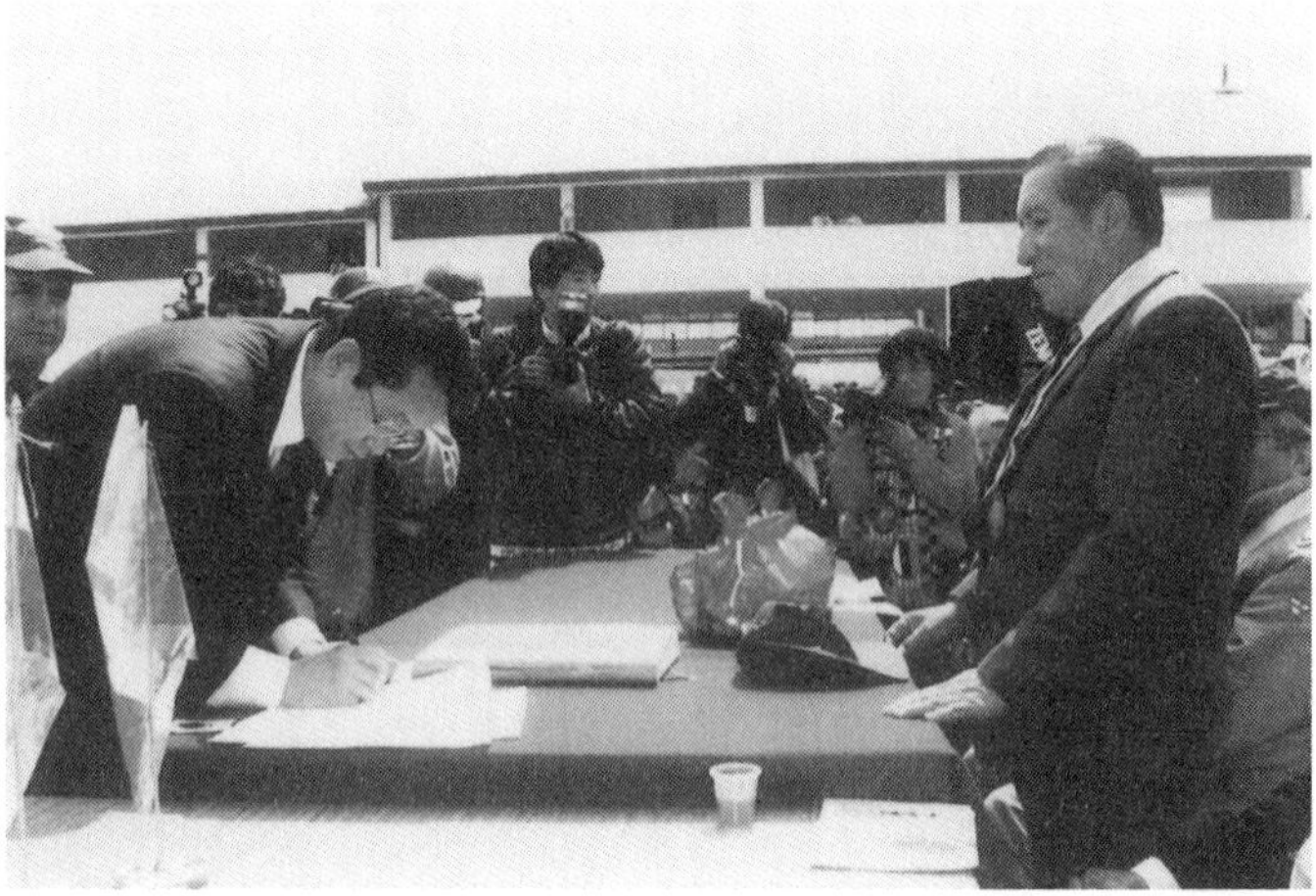

マカ祭に参加した日本企業(バイオナサ社)と「マカ生産者連合会」の調印式

きびしい気候のなかで育つ、薬草マカ モラーダ

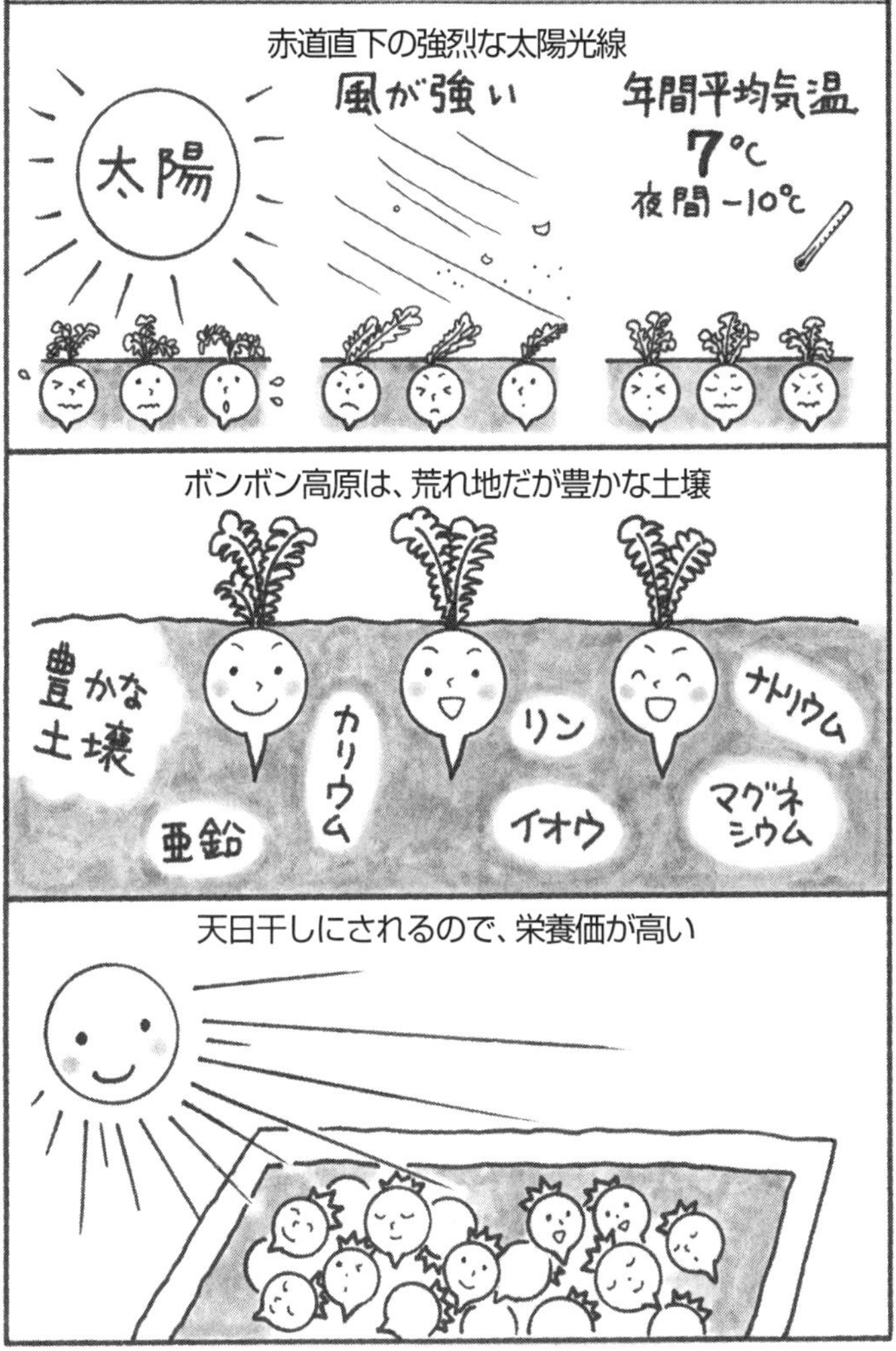

れてきました。最近では、ペルー国内だけでなく、アメリカやヨーロッパ、日本からも、マカをあつかう代表企業が招待されてイベントに参加しています。現地生産者の人びとはこの「マカ祭」で、自ら収穫したマカを陳列し、品質をきそいあうのです。このように、現在ではマカは、国際的な商品の一つになっています。

インカの歴史にも登場するマカの薬効

◆マカは、インカ帝国の栄養食だった

ペルーにはかつて、インカ帝国という先住民族（インディオ）のつくった大帝国がありました。

ボンボン高原はインカ帝国の領土内にあったので、帝国の支配者たちはマカの薬

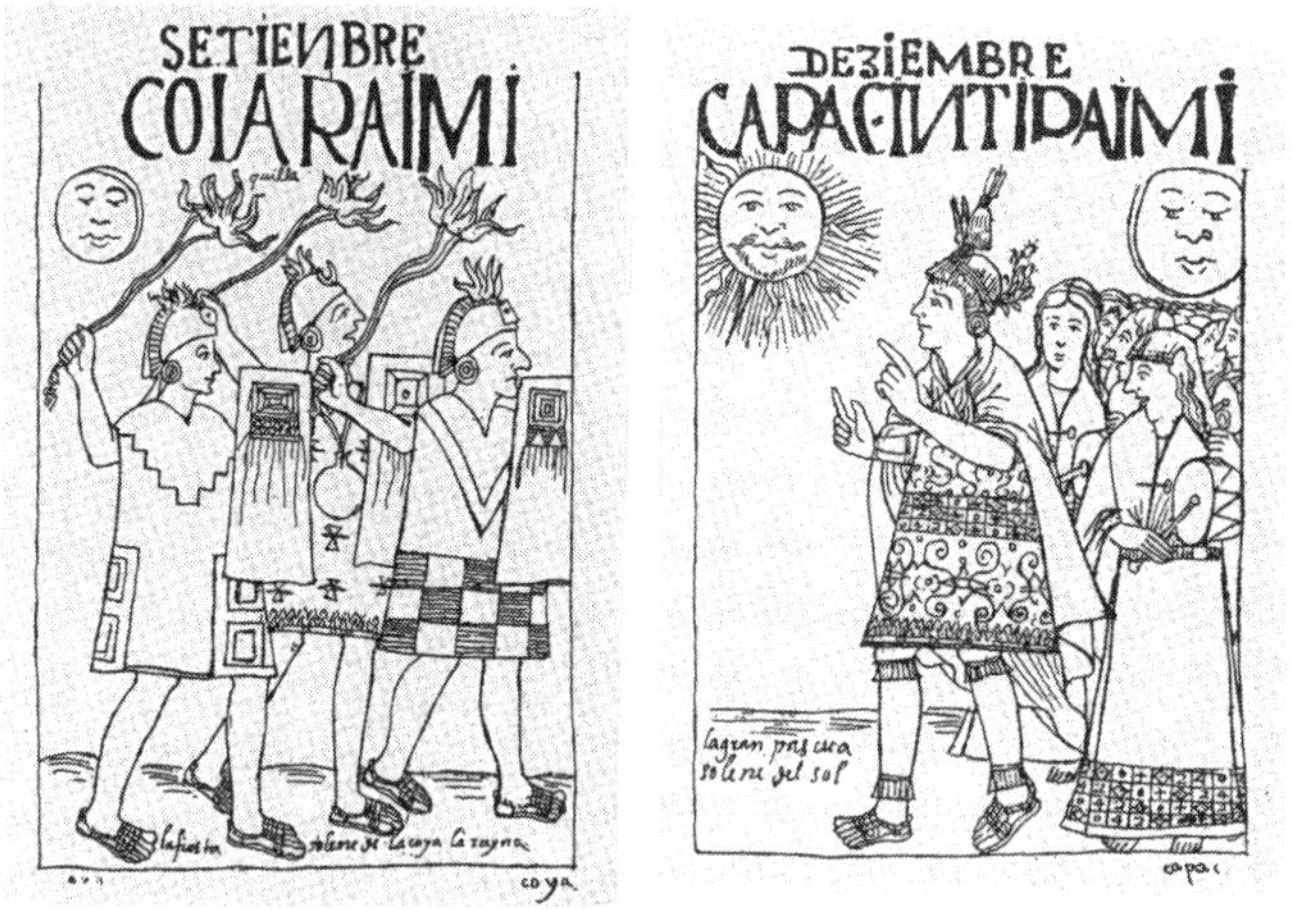

インカ帝国の兵士（左）。インカ帝国は、太陽神を信仰した（右）

効について早くから知っていて、リャマなどの家畜と少量のマカが物々交換で取り引きされ、貴重なものとしてあつかわれていました。

太陽神を信仰するインカ帝国の人びとは、少しでも神なる太陽に近づこうと、日常の住まいの多くを高地にもうけました。首都クスコは、海抜３０００ｍ以上の高地に建設されています。

しかし、空気が希薄で気候がきびしい高地では、人びとの体力は大きく消耗します。それを補うには、滋養強壮効果のある食べ物が欠かせません。このインカ帝国の人びとは早くからマカに目をつけ、おもに王侯貴族の貴重な滋養食としてきたのです。

さらに、インカ帝国の王は戦士たちに体力をつけさせるために、マカを食べさせていたといわれています。

南米の先住民の国は、いくつもあって、おたがいに勢力をきそっていました。そのなかでもインカ民族はしだいに軍事力を強化し、じょじょに周辺の部族を制圧して、やがて強大な帝国を築き上げたのです。

16世紀はじめにピサロが率《ひき》いるスペイン軍によって滅ぼされるまで、インカ帝国の歴史は戦争につぐ戦争でした。当然、強い戦士が不可欠ですから、戦いに勝利をもたらした戦士には、褒美《ほうび》としてマカが授けられていたといわれています。

このようなエピソードがあります。インカ帝国軍は、周辺の部族を攻撃し、その町を陥落させる直前になると、戦士たちへのマカの支給を停止しました。戦争には、勝利した戦士たちによる強奪や暴行がつきものです。これを野放しにしていては、軍隊の秩序は守られません。そこで、目標となる町を落とす直前に、戦意を高揚させるマカの支給をやめたわけです。

◆マカがスペイン軍に勝利をもたらした

最初にピサロがインカ帝国に侵入したとき、彼に従ったスペイン軍の兵士はほんの数十名でした。そんなわずかな兵士で、なぜ絶頂期のインカ帝国を征服することができたのでしょうか。これにも、マカがひと役かったといわれています。

スペイン軍の攻撃には、馬が大きな役割をはたしていました。当時のインカの人びとにとってスペイン兵が乗っている馬は、未知の「怪物」でした。そのため、スペインの騎兵が突入してくると、インカ帝国の戦士はクモの子を散らすように逃げまどったそうです。

ところが、この大切な馬が、新大陸のきびしい自然に適応できず、子馬を産む

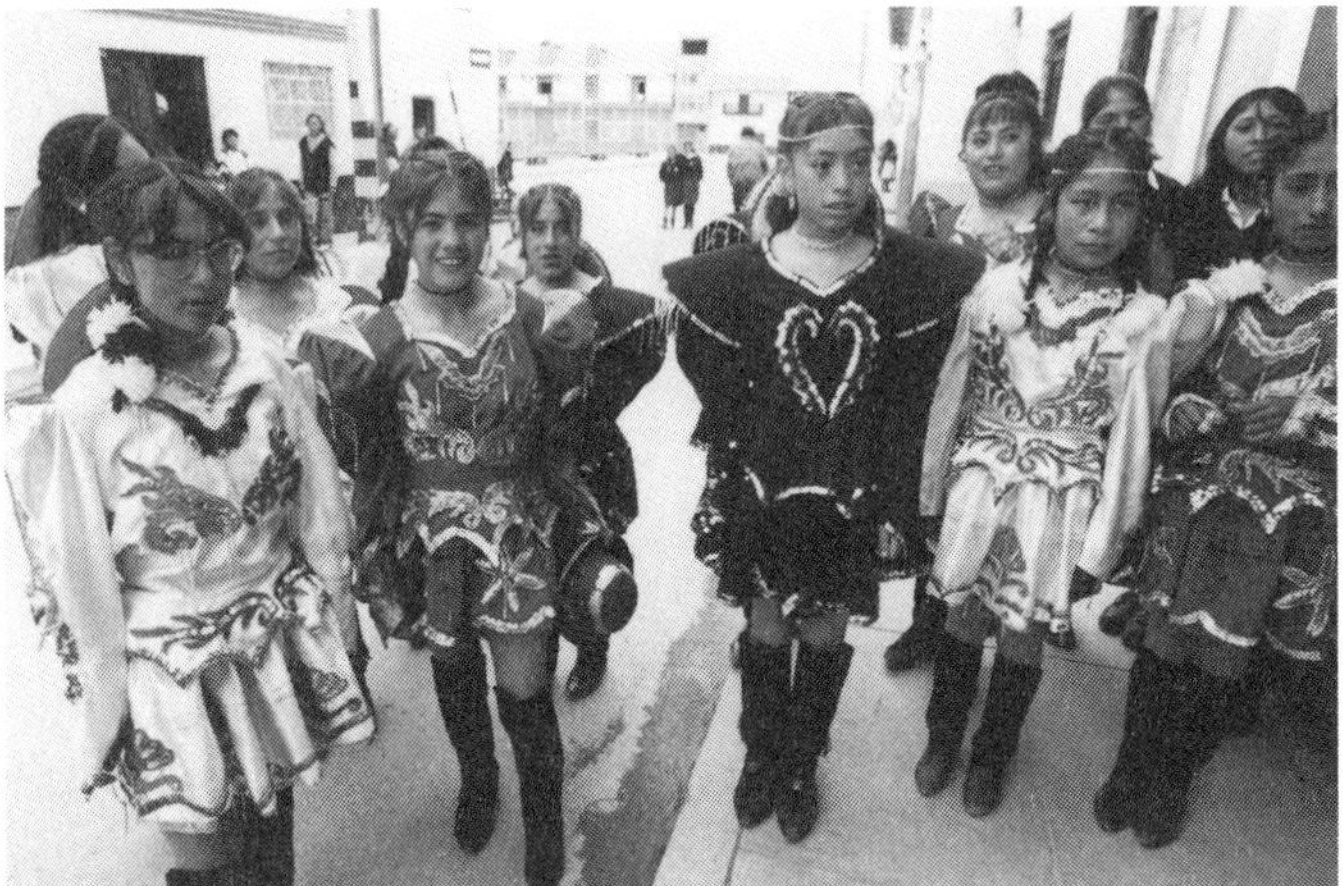
マカ祭に参加した少女たち

前に死んでしまうことが多くなりました。困ったスペイン人は、アンデス地方の人びとがマカを飼料に用いて家畜を繁殖させていることに目をつけました。そして、馬たちをマカの畑に放って、マカを食べさせたところ、効果はてきめんでみごと馬の繁殖に成功したのです。マカによって、ふたたび馬という強力な武器を手にしたスペイン軍はインカ帝国を滅ぼしました。

これもまた、マカの生殖能力向上効果の高さを示す歴史的事実といえるでしょう。

合成ビタミンよりもマカの天然ビタミンが効く

◆市販ビタミン剤は合成ビタミンが多い

マカに豊富に含まれている天然ビタミンと同じビタミンが、錠剤や散剤になって

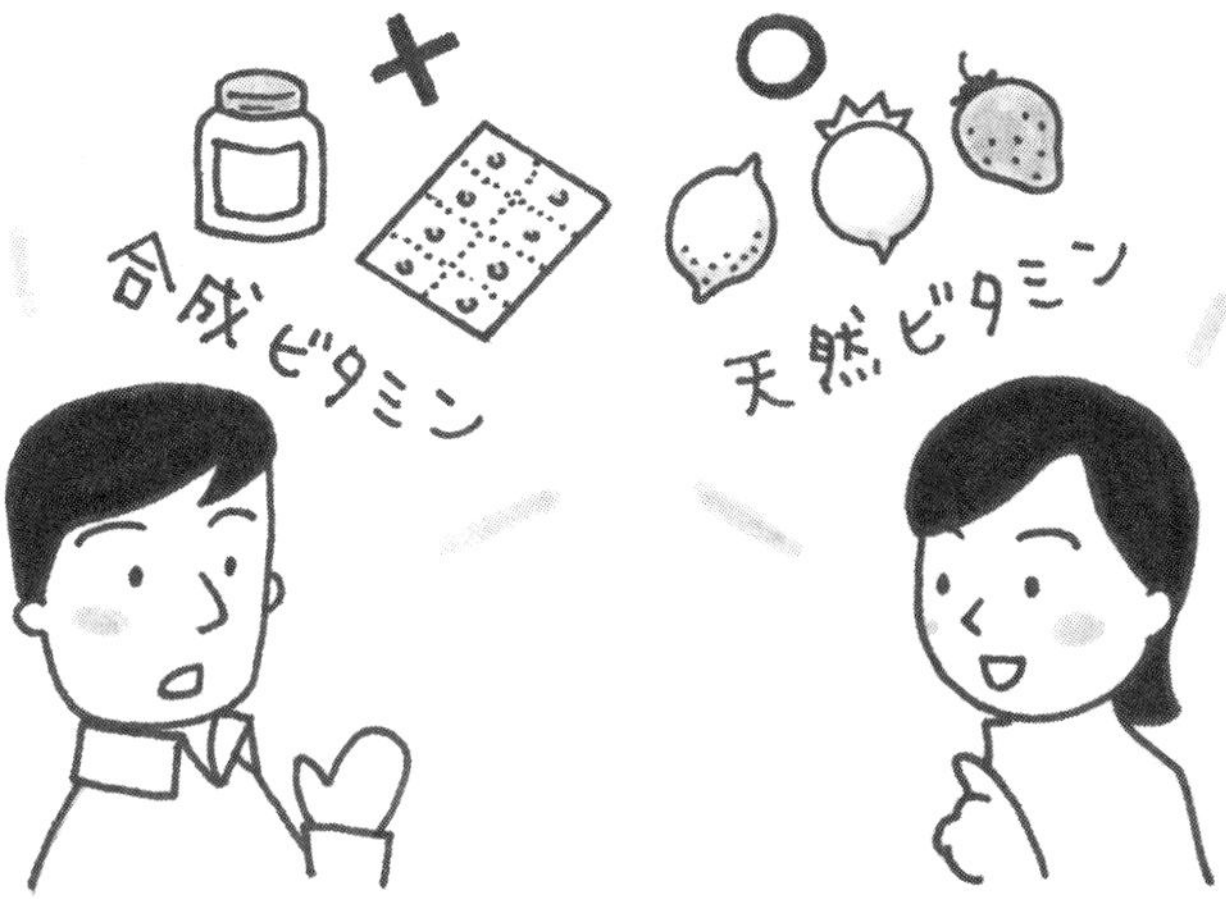

天然ビタミンは、合成ビタミンより効力が抜群に高い

薬局やドラッグストアで市販されています。

ここで忘れていけないことは、ビタミンは天然の状態でとったほうがよく効く、ということです。つまり、天然のマカに含まれるビタミンのほうが、市販のビタミン剤よりも効果が高いのです。

ふつう、市販されているビタミン剤は、合成ビタミンといって、石油やブドウ糖などから化学的に合成されてつくられたものです。最近では、１００％化学合成のビタミン剤も販売されています。

天然のビタミンも、化学合成ビタミンも、ビタミンそのものの化学構造式は同じですが、からだに入ったときの効力が違うのです。

わたしたちのからだには、生きていくために、食べたものがからだに有益なものか、有害なものかを瞬時に見分けるセンサーがあります。このセンサーが有益と判断した成分は吸収され、有害と判断した成分は体外に排出されます。

たとえば、ビタミンCで天然ビタミンと合成ビタミンの違いをくらべてみましょう。

ビタミンCそのものは、天然のビタミンCも合成ビタミンCも、アスコルビン酸という成分で同じです。しかし、天然ビタミンのアスコルビン酸のまわりには、ビタミンPやフラボノイド、ミネラルなどのビタミンC以外の成分がついています。これらの余分と思われる成分が、体内に入ると天然ビタミンCの吸収力を高め、ビタミンCの機能を助けるはたらきをしているのです。いっぽう、合成されたビタミンCの成分は、ほとんどが純粋なアスコルビン酸なのです。

◆天然ビタミンが人間のからだには自然に適合

人類が誕生してから、人間は天然の野菜や果物を食べることでビタミンをとって

郵便はがき

料金受取人払

豊島局承認

5552

差出有効期間
平成16年10月
31日まで

171-8790

425

東京都豊島区池袋3-9-23

ハート出版 御中

①ご意見・メッセージ 係
②書籍注文 係(裏面お使い下さい)

ご愛読ありがとうございました

ご購入図書名		
ご購入書店名	区 市 町	書店

●本書を何で知りましたか？

① 新聞･雑誌の広告（媒体名　　　　　　　　　　） ② 書店で見て
③ 人にすすめられ　④ 当社の目録　⑤ 当社のホームページ
⑥ 楽天市場　⑦ その他（　　　　　　　　　　）

●当社から次にどんな本を期待していますか？

●メッセージ、ご意見などお書き下さい●

ご住所	〒		
お名前	フリガナ	女・男 歳	お子様 有・無
ご職業	・小学生・中学生・高校生・専門学生・大学生・フリーランス・パート ・会社員・公務員・自営業・専業主婦・無職・その他（　　　）		
電　話	（　　－　　－　　）	当社からのお知らせ	1. 郵送OK 2. FAX OK 3. e-mail OK 4. 必要ない
FAX	（　　－　　－　　）		
e-mail アドレス	@　　パソコン・携帯		

注文書	お支払いは現品に同封の郵便振替用紙で。（送料実費）	冊数

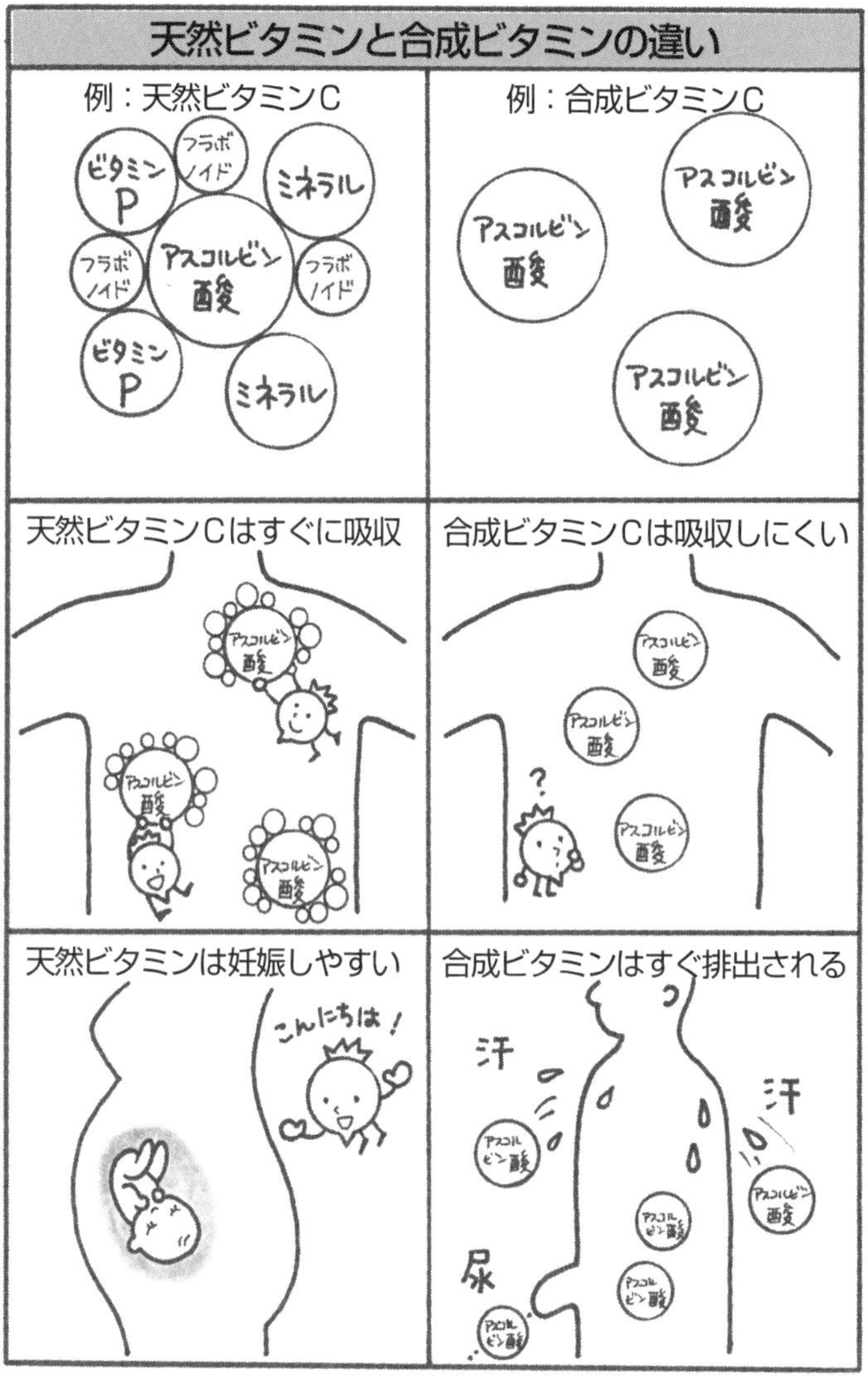
天然ビタミンと合成ビタミンの違い
例：天然ビタミンC
ビタミンP
フラボノイド
ミネラル
アスコルビン酸
例：合成ビタミンC
アスコルビン酸
天然ビタミンCはすぐに吸収
合成ビタミンCは吸収しにくい
?
天然ビタミンは妊娠しやすい
こんにちは！
合成ビタミンはすぐ排出される
汗
尿

きました。そのため、わたしたちのからだのセンサーは、天然のビタミンを吸収するようになっているのです。合成ビタミンは、化学的な処理をされた物質なので、天然ビタミンにくらべると人間のからだにとって異物に近い成分と判断され、分解・吸収されにくく、2~3時間で体外に排出されてしまいます。ですから、合成ビタミンで天然ビタミンと同等の効果を得るには、合成ビタミンを大量にとる必要があるのです。

疲れたときに、ビタミン剤を一度にたくさんに飲むと、尿や汗がビタミン臭くなることは、日常生活でよく経験します。

これは、からだが合成ビタミンを異物と判定し、せっせと尿や汗のなかに捨てているために起こっている生理現象です。

つまり、純度の高い合成ビタミンは、化学物質としては完全でも、からだにとっては不完全なビタミンなのです。

また、合成ビタミンは、口から飲んだだけではすぐには役に立ちません。からだのなかに入ってから複雑な過程で行われる化学変化を経て、はじめて酵素に変わり、ようやくはたらきはじめるのです。

しかし、マカでとった天然のビタミンは、はじめから酵素のかたちになっているので、からだに入るとすぐに役立ちます。

このように、マカに豊富に含まれる天然ビタミンは、合成ビタミンより吸収率が高いので、からだの不調をすみやかに回復させます。

そして、生殖機能をスムーズにはたらかせ、妊娠しやすいからだにしてくれるのです。

天然の野菜でも不足しがちなミネラルを補充してくれるマカ

◆ミネラルが不足すると生殖機能が低下する

ミネラルには、ビタミンといっしょにはたらいて、からだのさまざまな機能を調

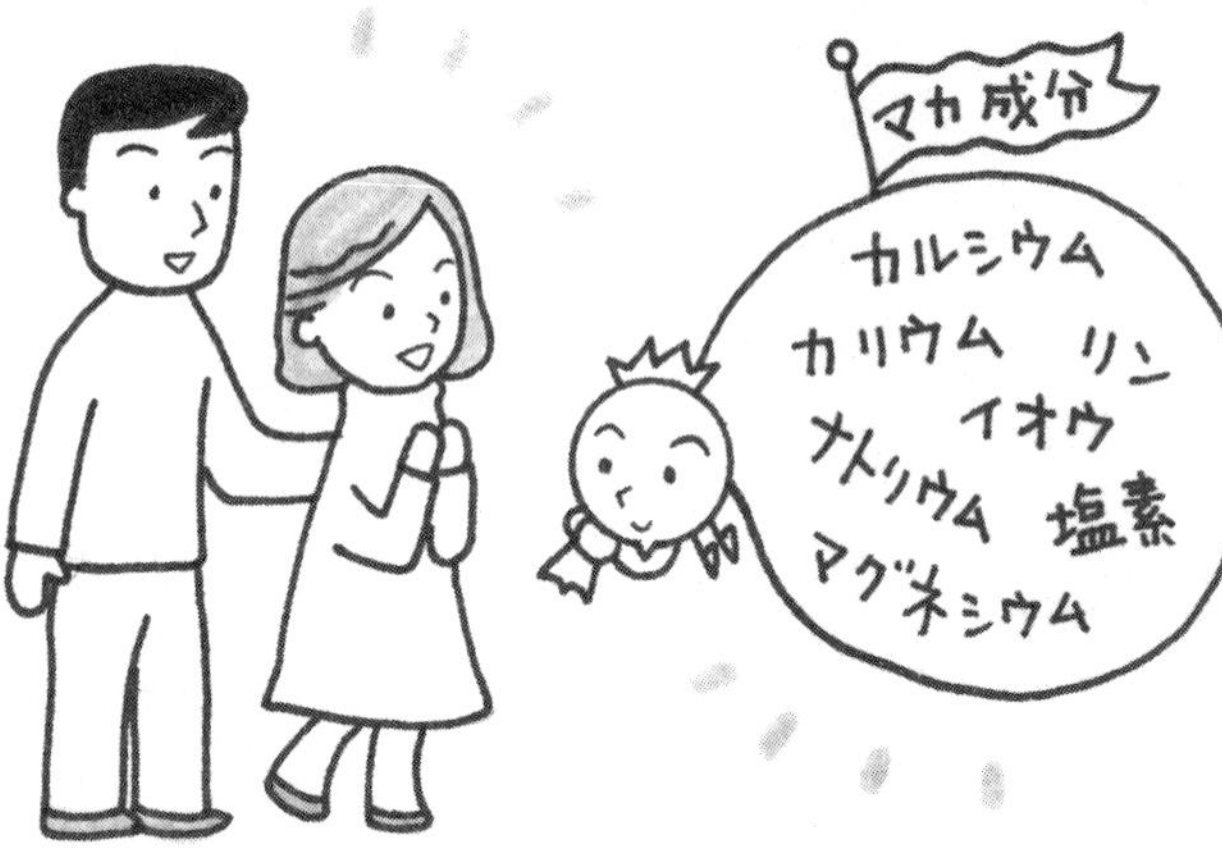

マカには、生殖機能を高めるミネラルが豊富に含まれている

整し、病気の症状や原因を改善する作用があります。したがって、ビタミンをとるときにはミネラルもいっしょにとる必要があります。

人間に必要なミネラルは、16種類あり、そのうちの七つが主要ミネラルと呼ばれて体内のミネラルの99%を占めています。

この主要ミネラルとは、カルシウム、リン、カリウム、イオウ、ナトリウム、塩素、マグネシウムで、骨格や歯を形成し、神経の興奮をしずめたり、心臓や筋肉の機能をコントロールしています。

また、その他の微粒元素といわれる鉄や亜鉛、銅、セレン、マンガンなどは、基礎代謝を高め、血液をつくり、発育を促進し、活性酸素の発生を抑制して、ガンを防ぐなどのはたらきをしています。とくに、亜鉛には、精子の造成能力を高める作用があります。

◆マカのモラーダ種は、更にミネラルが豊富

このように大切なはたらきをしているミネラルが不足すると、生殖機能をはじめとしたからだの活動力が低下するので、糖尿病や心臓病、ガンなどの生活習慣病になったり、男性では精子の数が減って不妊症の原因をまねくようになるのです。

天然のマカには100g中、カルシウム332mg、リン340mg、鉄13・4mg、マンガン1・9mg、マグネシウム100mg、亜鉛3・3mg、ナトリウム15・9mg、カリウム1940mgと、ミネラルが豊富な野菜のなかでも、ミネラルの数と含有量では群を抜いて多量に含んでいるのです。

マカのなかでもモラーダ種には、ミネラル含有量が多いと分析されています。

マカは、ミネラルのほかにもサポニンやタンニン、アルカロイドなどの有効成分も豊富です。

マカは妊娠に関連したホルモンのはたらきを活発にする

◆エストロゲンの分泌を促進するマカ

排卵からはじまり、受精、受精卵の子宮壁への着床、胎児の成育、そして出産にいたるまでの妊娠と出産の過程は、脳の間脳や脳下垂体、卵巣などから分泌される複数のホルモンによってコントロールされています。これらのホルモンのバランスがくずれると、生殖器のはたらきが乱れて妊娠しにくくなります。

マカにはホルモンのはたらきを活発にし､バランスをととのえる作用があります。アンデスの高地に住む人びとは、気圧や空気が薄いことで妊娠能力が著しく低下するきびしい環境を克服するすべとして、はるか昔から、妊娠適齢期の女性たちにマカを食べさせ続けてきました。

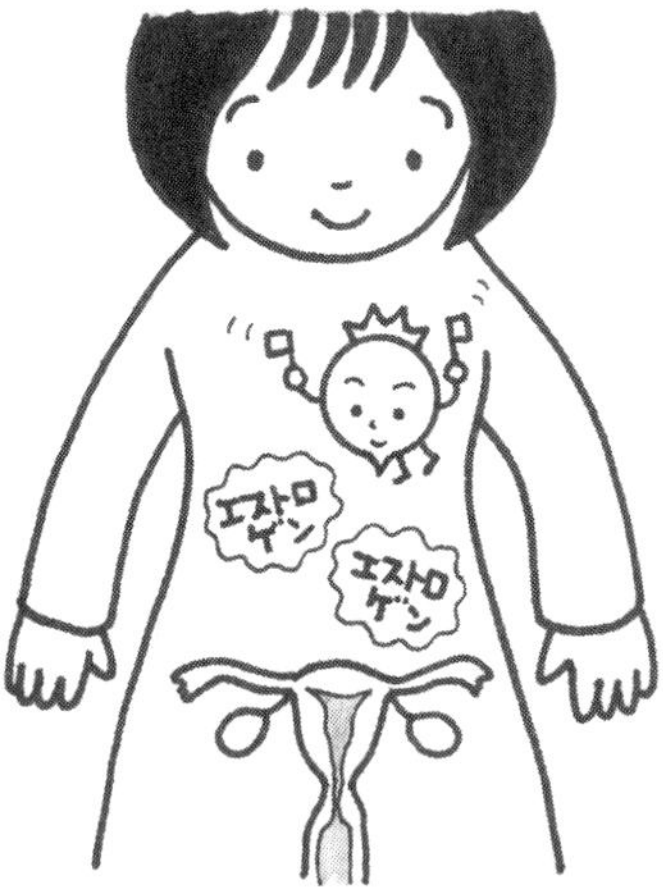

マカには、女性ホルモンのエストロゲンの分泌を高める効能がある

マカの効能のなかでも注目したいのは、エストロゲン分泌促進効果です。エストロゲンは、女性ホルモンの一種で、女性の生殖機能をコントロールしています。

生まれたばかりの人間には、生殖器以外にはほとんど肉体的な男女差がありません。性差ができてくるのは思春期をむかえ、性ホルモンが活発に分泌されるようになってからです。

性ホルモンの分泌によって第二次性徴がすすむと、男性はヒゲが生え、のど仏が出てきて声変わりをし、男らしいからだつきになります。女性は乳房がふくらみ、おしりが大きくなるなど女性らしいからだつきになっていきます。

◆マカは、更年期障害や骨粗鬆症も改善する

また、同時に女性の体内では、卵巣や子宮が成熟し、排卵が起こり、月経がはじまります。このように女性のからだは、エストロゲンによって妊娠と出産のための準備が行われていくのです。

エストロゲンの分泌量は加齢とともに減少していきます。個人差はありますが、女性が50代をむかえるころには、エストロゲンはほとんど分泌されなくなります。そのために、排卵も止まり、閉経を迎えるのです。閉経の前後に更年期障害といわれる不快な症状があらわれるのは、からだの機能の変化にからだと心がついていけなくなるからです。

また、エストロゲンはカルシウムが骨に定着することを促進しています。そのため、閉経になるとカルシウムが不足し、骨がもろくなる骨粗鬆症《こつそしょうしょう》を発症しやすくなるのです。このように、女性は一生の間に思春期と更年期という二度の「変革の時期」を経験するといえます。

40代から50代になるとエストロゲンの分泌が減少するのは、老化現象で、やむを

得ないことです。しかし、10代や20代、あるいは30代という妊娠適齢期になんらかの原因でエストロゲンの分泌が少なくなった場合、治療を行わなければなりません。

その原因として、栄養状態の悪化やストレスによる全身のホルモン分泌バランスの乱れなどが考えられます。

このようなときにマカを飲むと、エストロゲンの分泌をうながし、女性の生殖器のはたらきを活発にしてくれます。さまざまな理由で妊娠の可能性が低くなった女性にも、ふたたび赤ちゃんを授かるチャンスが与えられるのです。

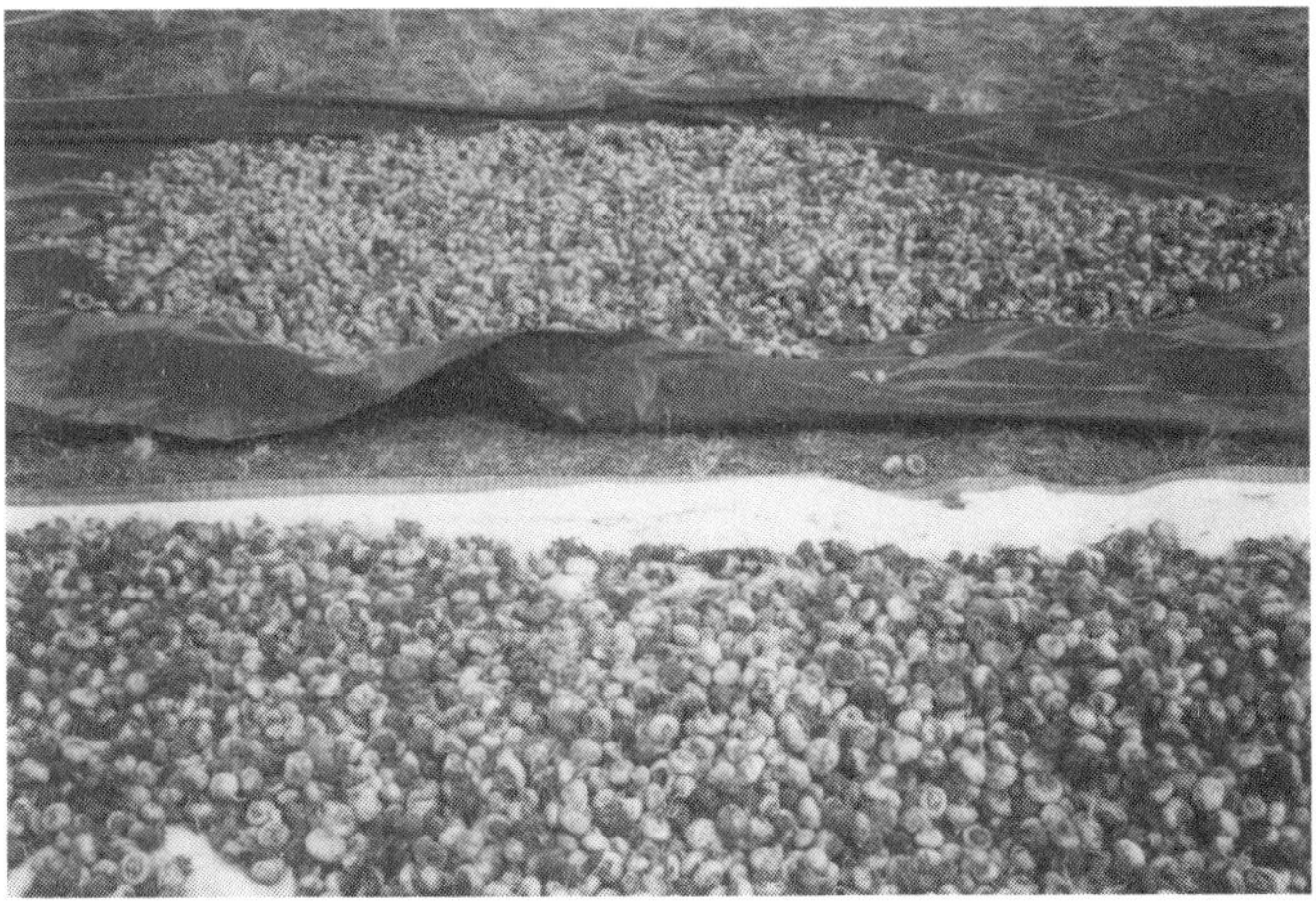

「マカ生産者連合会」では収穫したマカを、3カ月かけて天日干しにする

ペルーのマカ研究の第一人者チャコン博士が実証したマカの効果

◆マカは、ペルーの国家事業

マカにさまざまな薬効があることは、原産地ペルーでは数千年前から知られていました。

これまでにも、ペルー国内でマカに対する調査や研究が盛んに行われており、なかでもグローリア・チャコン博士は、マカ研究の第一人者で、マカの学術名(LEPIDIUM PERUVIANUM CHACON sp.nov)には、チャコン女史の名が冠されています。「インポテンツや不妊症に効くとの研究結果」は、チャコン博士によって発表されたものです。

数年前にペルー国営放送でマカが報道され、マカの薬効が全世界に知られるようになってからは、ますます熱心に研究されるようになりました。ペルーにとってマカは、有力な輸出商品だけに、国家事業として研究・調査が進められ、法律も制定されており、国家規模で保護・育成が行われているのです。

◆動物実験でマカの効果を証明

1961年、チャコン博士はマカの有効成分を白ネズミに投与する実験を行いました。

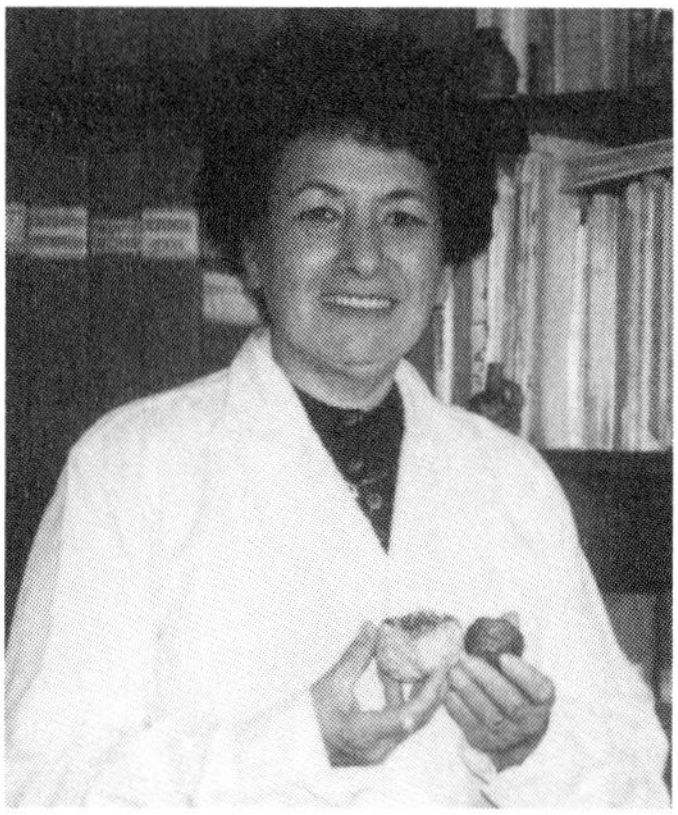

チャコン女史(生物科学最高位博士)

この結果、マカを投与したメスの白ネズミの卵胞は成熟が促進され、出生率が向上することが確認されました。

マカを混ぜたエサを6カ月間与えられた白ネズミ(オス2匹・メス8匹)からは、最初の繁殖期にマカを与えられていない白ネズミ(オス2匹・メス8匹)より、10匹も多く子どもが生まれたのです。

マカに含まれるアルカロイドには、男性のストレス性のインポテンツを改善する作用がありますが、女性の卵胞を成熟させる効果も持っていたわけです。

さらに、チャコン博士は、羊を使ったマカの実験を行っています。

交配前の羊を二つのグループに分け、いっぽうには15日間マカを食べさせ、もういっぽうには与えませんでした。そのうえで、それぞれのグループを別べつに交配させたところ、マカを与えた羊は100%受胎し、流産もほとんどありませんでした。

しかし、マカを与えなかったグループの受胎率は74%と低く、流産や異常出産が多くみられました。

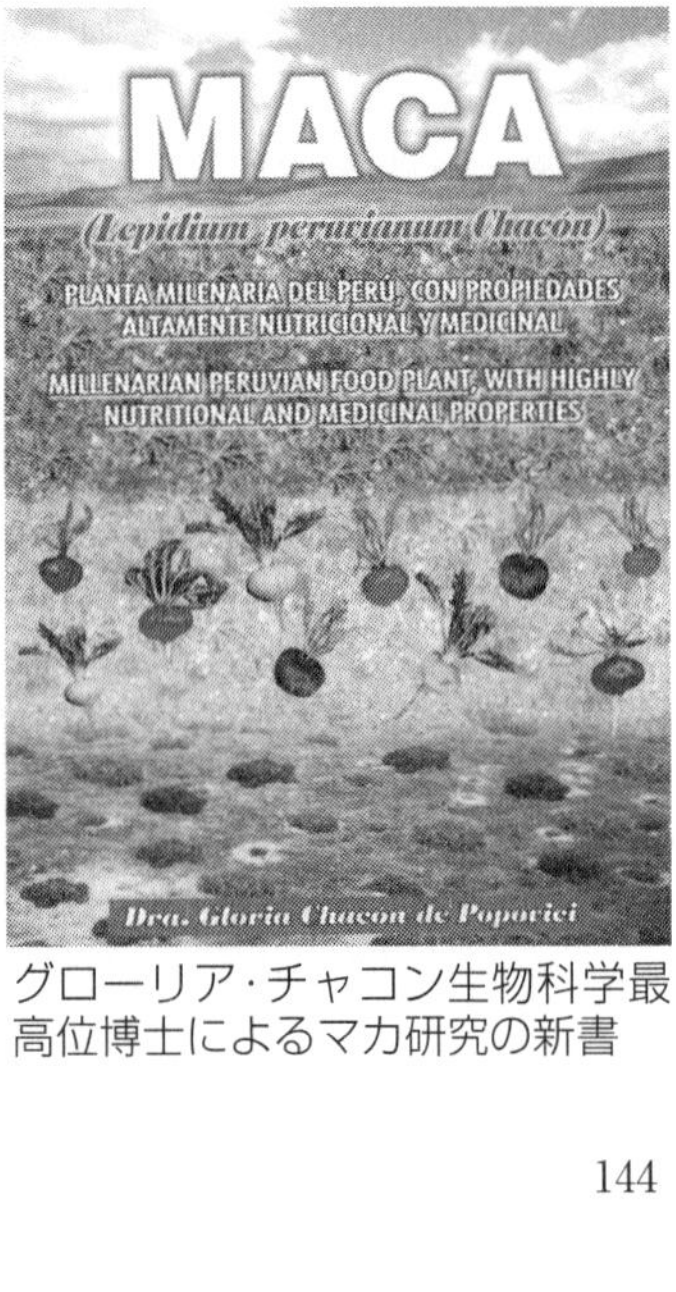

グローリア·チャコン生物科学最高位博士によるマカ研究の新書

これにより、チャコン博士は、

①マカには、動物の妊娠を促進するはたらきがある

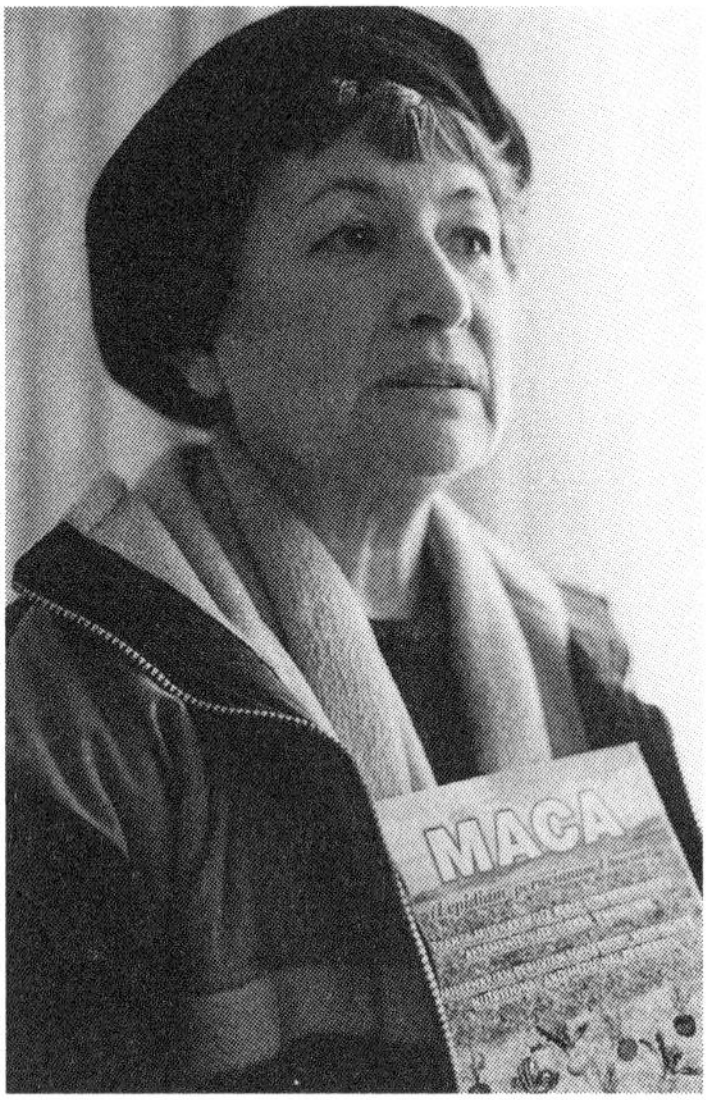

マカの研究書（総ページ・377ページ）を手に効用を述べるグローリア・チャコン博士

②マカには、受精後の受精卵の生育を正常にコントロールするはたらきがあるということを証明したのです。

①は、マカに豊富に含まれるリジンやアルギニンなどの必須アミノ酸や活性物質によって、白ネズミや羊の生殖能力が高められたと考えられます。

②は、マカのさまざまな有効成分によって、受精卵をはぐくむ生殖能力が向上し、安定したことを示しています。

せっかく受精しても、受精卵が子宮の壁にしっかり着床しない限り、流産してしまう可能性が非常に高いからです。

NASAがマカを宇宙食に採用

◆宇宙飛行士の生命と体力を維持するマカ

さらに、マカの薬効のすばらしさを証明する事実があります。アメリカのNASA（航空宇宙局）が、マカを宇宙飛行士の食料として採用したのです。

いうまでもなく、宇宙飛行は危険で苛酷な仕事で、重力がとぼしい宇宙空間で生活するために、生理機能の不調を起こすこともしばしばあります。宇宙飛行士には強靱な肉体と明晰な頭脳、そしてすぐれた反射神経などが必要とされます。

そして、このような能力を宇宙空間で維持するのにマカが最適である、と判断されたのです。

この理由として第一にあげられるのが、マカが含んでいる必須アミノ酸です。ア

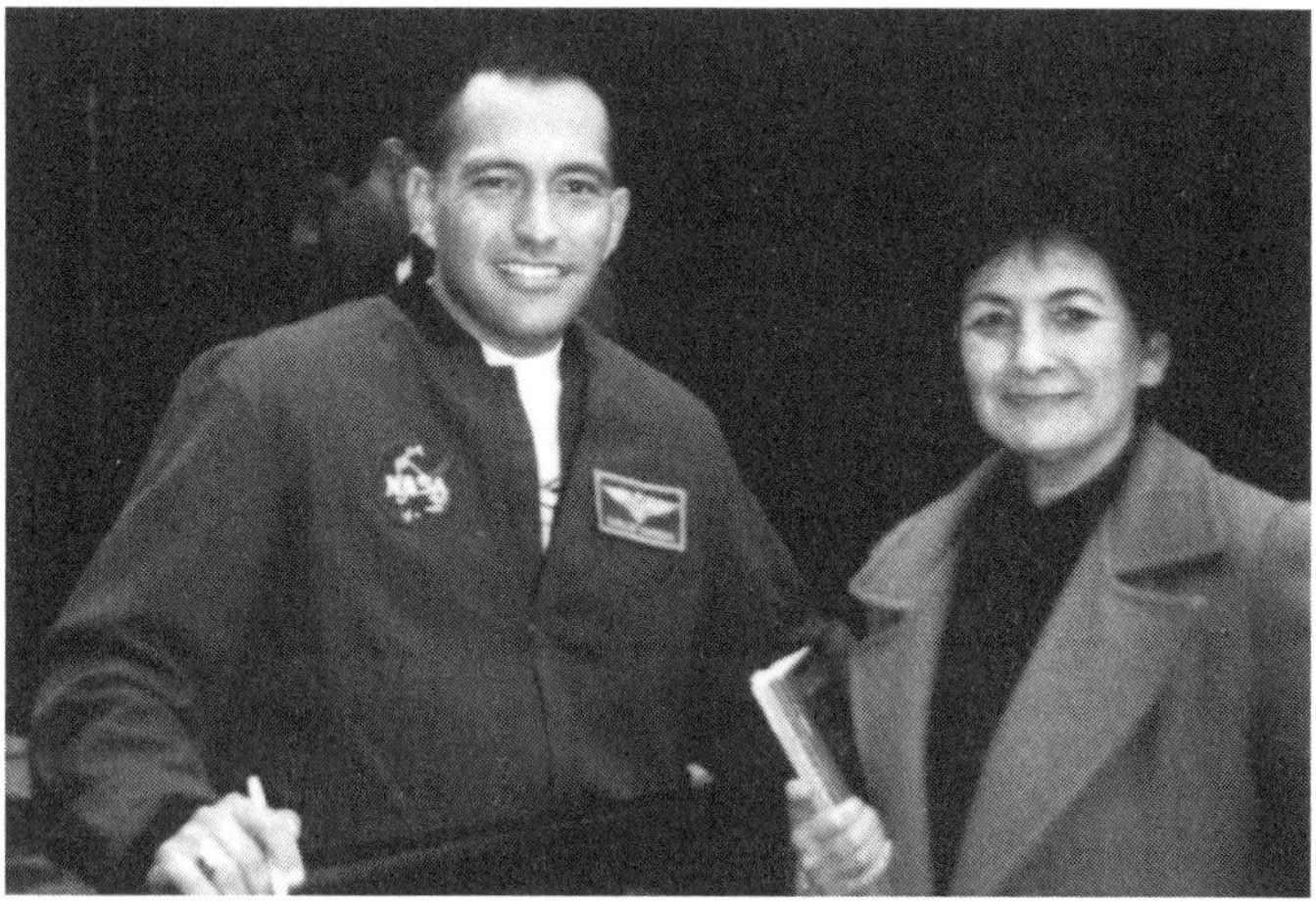
NASAのカルロス・ノリエガ宇宙飛行士とグローリア・チャコン博士

ミノ酸はタンパク質の素材で、タンパク質は、わたしたちが生きていくうえで欠かせない栄養素です。

人間の心臓、血液、皮膚などの細胞組織の主成分はタンパク質です。つまりタンパク質は、人間のからだを形づくっている重要な材料なのです。

それだけではありません。各種のホルモンも、その主成分はタンパク質です。また、卵子や精子もタンパク質によって生成されます。

タンパク質は、いわば生命の源といえるのです。

このタンパク質の素材となる必須アミノ酸を豊富に含むマカは、まさに体力増強に最適な薬草なのです。

また、宇宙飛行士たちの頭脳や反射神経を磨いてくれるのは、マカがたっぷり含むアルカロイドやアントシアニン、サポニン、テルペノイド、デキストリンなどの活性物質です。

「活性物質」とは、さまざまな生命活動、生理活動を活性化してくれる物質、という意味です。そのはたらきのなかには、脳や交感神経、運動神経の活性化も含まれています。

したがって、宇宙飛行士がマカを食べれば、自然に脳や神経のはたらきが向上して、宇宙でのきびしい仕事を行うことができるのです。

第4章

からだ全体を元気にしてくれるマカ

マカは充実した性生活をもたらしてくれる

◆マカにはバイアグラ効果がある

セックスは、かならずしも妊娠を目的とするものだけではありません。夫婦間のコミュニケーションや愛情表現のためにも欠かせないものです。マカはこのような目的の性生活にも、大きな効果をもたらします。

男性に対する効果としては、まず勃起能力の向上があげられます。

勃起は、ペニスを構成している海綿体に大量の血液が流れ込むことによって起こります。海綿体は、血液を含んでいないときには小さくなり、血液を含むと大きく膨張する組織です。その機能が海綿を連想させるため、この名前がつけられました。

ペニスに通じる毛細血管は、性的な刺激を受けると急激に拡張します。すると、

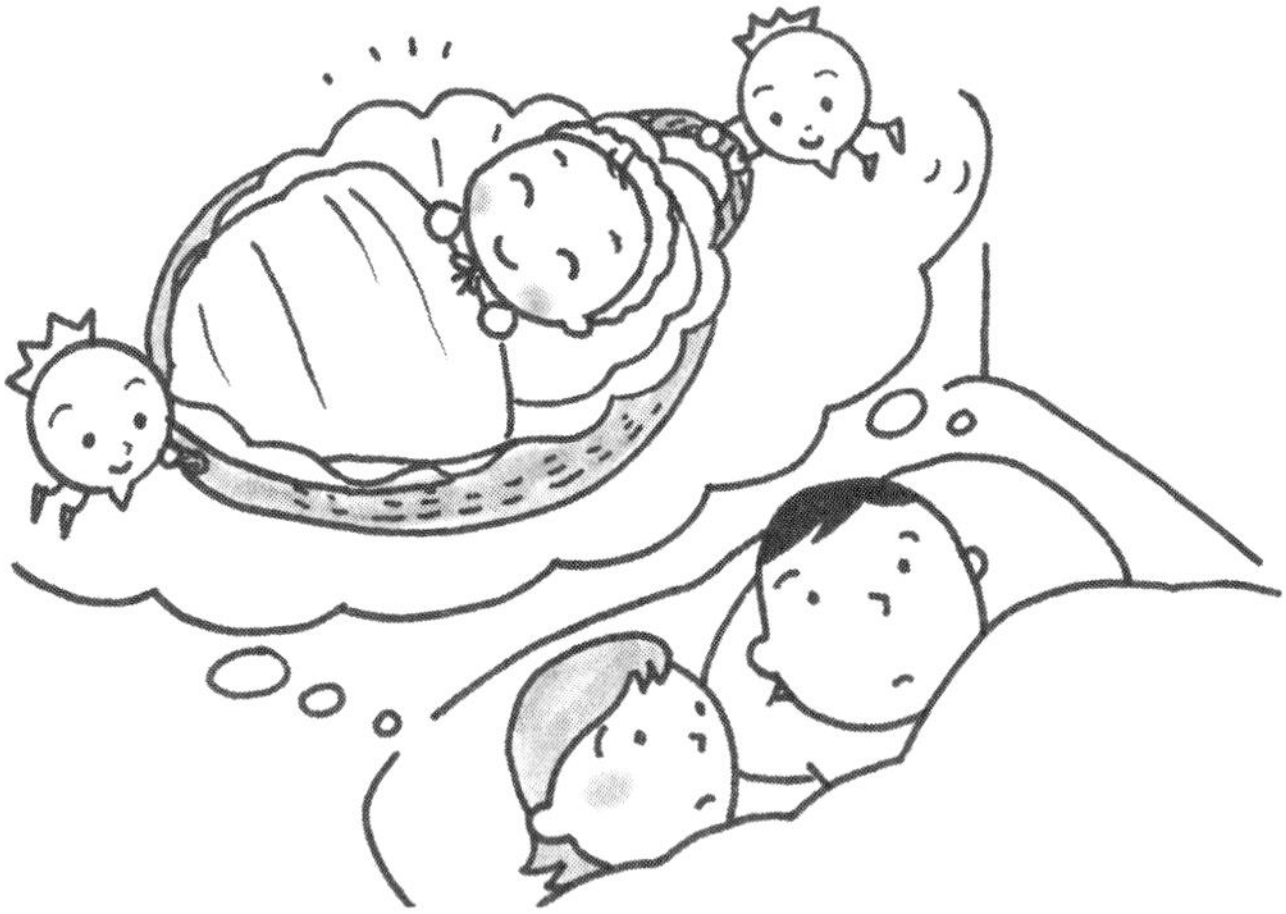
マカは、男女の生殖能力を高め、妊娠の手助けをする

多量の血液がペニスに流れ込み、海綿体はそれを吸収して膨張し、勃起するわけです。
そして、射精などによって性的な刺激が低下すると、今度はペニスに通じる毛細血管を縮小させる役割のホルモンがはたらき、血液の流入をストップさせ、ペニスは元の大きさに戻ります。
ペニスが十分に勃起する前に、あるいは、十分な時間がたたないうちに毛細血管を縮小させるホルモンが分泌されると、いわゆる中折れや勃起不全の状態になります。勃起薬として有名になったバイアグラには、このホルモンの分泌を抑制するはたらきがあるため、勃起能力を向上させるのです。
マカにも、バイアグラと同様の効果があ

ります。マカに含まれる活性物質デキストリンとアルカロイドは、下腹部にある陰茎動脈の血流を活発にします。すると、陰茎動脈の先にある毛細血管の血流も活発になり、より大量の血液がペニスに流れ込むようになるので、勃起能力の向上が期待できるわけです。そのため、「マカを飲みはじめたら、長い間経験していなかった朝立ちが復活した」という声も届いています。

アメリカ・シカゴのゴードン医師（アメリカンカレッヂ前学長）は、「私はマカのようなさまざまな製品について、噂を聞きます。しかし、このペルーのマカを私自身が使用して、勃起力の高さを自身で経験しました」と述べています。

◆夫婦の快感を高めるマカ

女性の場合も、マカによってより充実した性生活を送ることができます。性器がよく潤うようになり、更年期障害の症状の一つである性交痛が解消されます。

また、セックスをしてもあまり快感が得られないという不感症や冷感症などの性障害も改善されます。男性の場合も、射精時に以前ほどの快感が得られなくなった、という性的な老化現象が解消されます。

勃起の仕組み

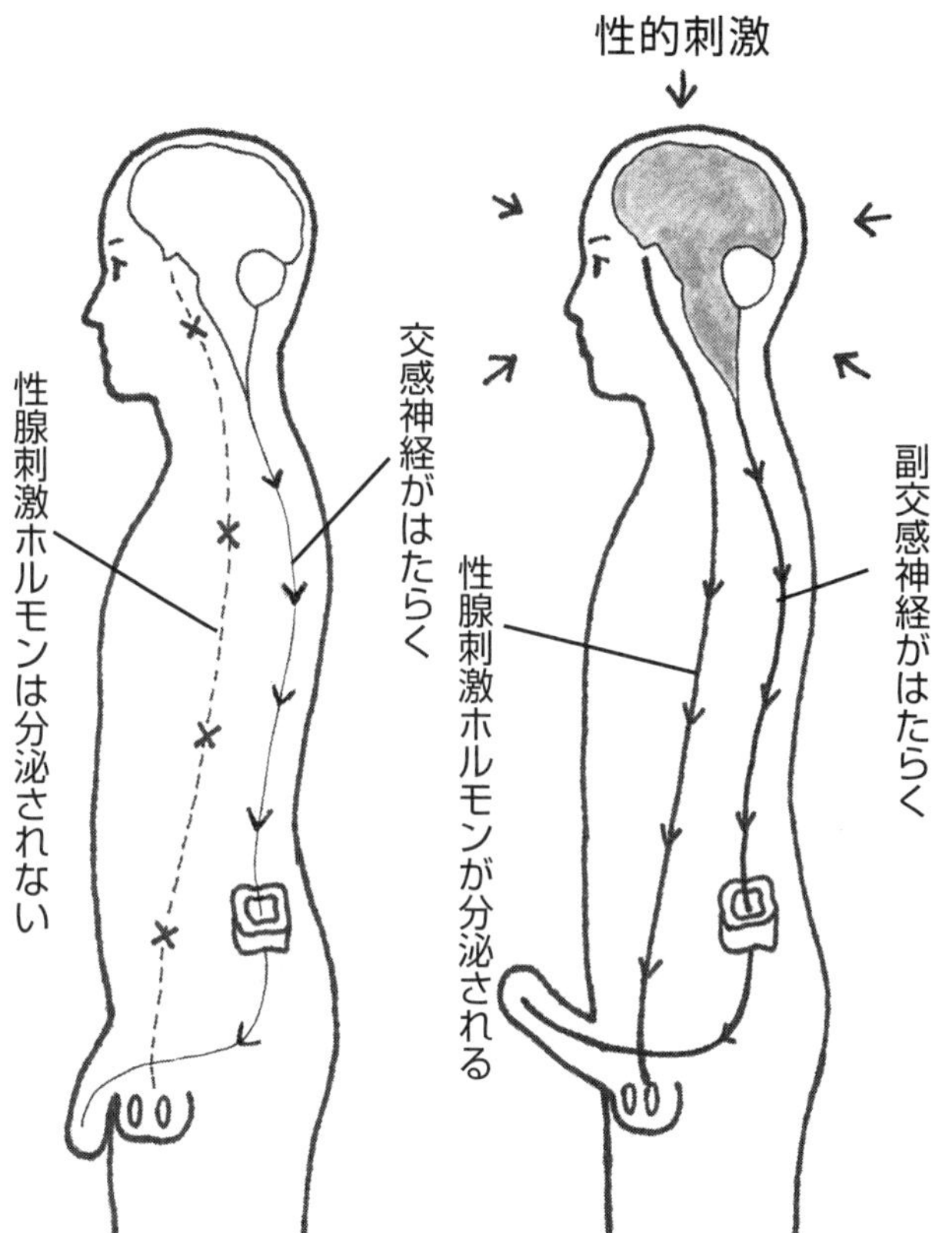

性的な刺激がなく、また、ストレスがあると、交感神経が働いて勃起しない

大脳が性的な刺激を受けると、副交感神経が働いて勃起し、性腺刺激ホルモンが分泌される

これは、マカに含まれる芳香性グリコシドという活性物質の効果です。

芳香性グリコシドには、神経を活性化し、性交時の快感を高めるはたらきがあります。そのため、老化などの理由で鈍っていた快感がよみがえり、セックスによる喜びや満足感がさらに大きなものになります。夫婦間の相互理解は性的な交渉だけによってもたらされるものではありません。しかし、セックスが男女のコミュニケーションの重要な部分を占めていることはたしかです。それだけに、性交時に夫婦がともに快感を感じることができれば、二人の間に深く強いきずなが生まれ、その気持ちがさらに深い快感をもたらすようになるでしょう。

そして、精神的な結びつきも強くなり、理想的な夫婦関係を築いていけるのです。

マカには免疫力を高める栄養素もある

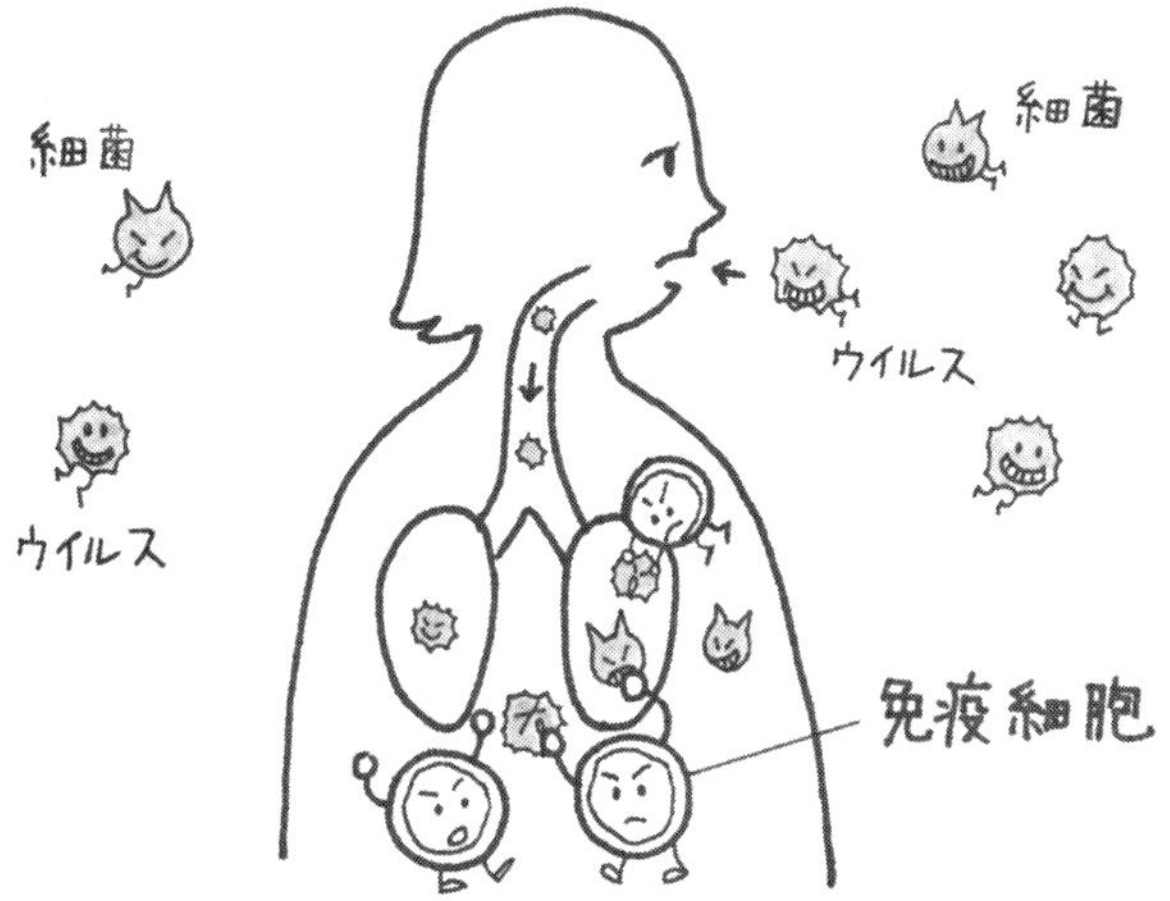

マカには、体内に侵入したウイルスや細菌を撃退する栄養素が豊富

◆細菌やウィルスを撃退する免疫機能

わたしたちのからだのなかには多くの細菌やウィルスがすみつき、からだの外もたくさんの細菌やウィルスに取り巻かれて生活しています。こうした細菌やウィルスのなかには、わたしたちのからだを傷めつけ、さまざまな病気を引き起こすものも少なくありません。

それでも、わたしたちが元気に生きていられるのは、からだのなかに生まれつき備わっている免疫機能のはたらきのおかげです。免疫機能が体内に侵入してきた細菌やウィルスをやっつけ、排除してくれているのです。

それだけでなく、免疫力が強ければ、ガンの発病も予防することができます。

人間のからだはつねに新陳代謝をくり返しています。新陳代謝にはさまざまな役割がありますが、代表的なものは、新しい細胞をつくり出し、古くなった細胞と交換するというものです。交換する際には、古い細胞とそっくり同じものを複製しますが、遺伝子ＤＮＡに異常があると、奇形細胞という傷のついた細胞をつくり出してしまいます。こうした奇形細胞の一つがガン細胞なのです。

体内の異物を攻撃し排除する免疫細胞は、奇形細胞を細菌やウィルスと同じ異物として認識し、攻撃します。

◆マカには免疫力を高めるはたらきがある

人間の免疫機構のはたらきは、主として骨髄でつくられる白血球によって行われます。体外から細菌やウィルスなどが侵入したり、突然変異によって奇形細胞ができたときには白血球がはたらき、それらの異物に活性酸素や抗体などの「ミサイル」をぶつけ、死滅させます。また、白血球が直接異物を食べてしまうこともあります。

白血球には多くの種類があり、代表的なものが好中球《こうちゅうきゅう》、マクロファージ、Ｂ細胞、T細胞などです。

免疫力が過労やストレス過多が原因で低下し、細菌やウィルスの勢いが免疫力を上回ると、さまざまな病気が発症します。

免疫力の最大の敵は老化です。加齢によって心身のパワーが衰えると、免疫力も低下し、ガンなどの病気にかかりやすくなって老化が加速されます。年をとればとるほど、こうした悪循環に陥りやすくなります。

したがって、いつまでも健康に長生きしようと考えるなら、免疫力を強化しなければなりません。そのはたらきを備えているのがマカなのです。

マカがどのようなかたちで免疫力を高めていくのか、そのくわしいメカニズムはまだ明らかになっていません。

おそらく、マカに含まれる豊富な栄養素がおたがいに作用して免疫機能のはたらきを活性化するのではないか、と考えられています。

科学的な裏づけはまだですが、マカによって免疫力が高くなった、という臨床例は数多く寄せられています。

今後、研究が進めば、メカニズムの解明はもちろん、効果をさらに高めていくことも可能になります。

マカは、成長ホルモンの分泌をうながす

成長ホルモンは、脳の下垂体でつくられて、血液によって全身に運ばれます。成長ホルモンは、筋肉をつくり、骨をのばし、内臓のはたらきを活発にして新陳代謝を高め、からだの成長を促進します。

成長ホルモンの分泌は、20才ごろをピークに低下し、40代になると20才のときの約60%しか分泌されなくなります。成長ホルモンが少なくなるとともに、老化が進んでいくのです。

マカが豊富に含んでいるアルギニンは、成長ホルモンのもとになっている成分です。アルギニンをたくさんとれば、成長ホルモンの分泌がうながされます。

したがって、マカを常用していると内臓や各器官のはたらきが活発になるので、生殖器官が活性化され、妊娠しやすいからだの環境になります。

このように、天然のマカの有効成分の一つ一つに、大きなパワーがあるのです。

すぐれたエネルギー源となるマカ

マカには、ＮＡＳＡが宇宙飛行士の食料として採用したように、必須アミノ酸や活性物質を豊富に含んで、健康を増強しますが、さらに、良質な糖分をたっぷり含んでいます。

糖分は体内に入ると、ただちに代謝されてエネルギー源になります。とくに、脳や神経系は、糖分が唯一のエネルギー源なので、不足すればたちまち脳のはたらきが低下します。

マカの糖分が良質なのは、それなりの理由があります。糖分には単糖類、二糖類、多糖類の3種類があります。マカに含まれる糖分は単糖類、砂糖は二糖類です。二糖類には血液中の糖分の量、つまり血糖値を上げるという作用があります。血糖値が上がりすぎると、糖尿病になり、全身の細胞の細胞膜がもろくなります。いわば、砂糖づけの状態になってしまうのです。

そうなると、細胞は壊れやすくなり、本来の機能をはたすことができなくなります。

また、毛細血管がもろくなるので、血液を細胞組織に十分に運べなくなり、失明や手足の壊死などの原因になります。また、神経細胞がおかされて神経障害が起こります。

このような症状は糖尿病の合併症としてあらわれ、糖尿病の症状のなかでも最もおそろしいものです。

しかし、マカに含まれる単糖類は果糖やブドウ糖が中心で、血糖値を上昇させることはありません。必要なエネルギーを十分補充でき、しかも糖尿病のおそれがないのですから、これほど理想的な糖分はないといえます。

このような点からも、マカはすぐれたエネルギー源として期待されているのです。

ストレスを解消するマカ

◆ビタミンB群は神経のはたらきを正常にする

マカはビタミン類やミネラル類を豊富に含んでいます。これらの栄養成分にはストレスを解消し、ストレスに耐える力を強くするはたらきがあります。たとえば、マカに含まれるビタミンB_1やB_2、B_6、B_{12}などのビタミン群には、ストレスがあっても神経のはたらきを正常にたもつ作用があります。

また、マカに含まれるミネラルの一つ、カルシウムには神経のイライラをしずめる作用があります。

最近、学校の教室でも落ち着きがなく、また、すぐにカッとしてキレてしまう子どもたちが増えています。これにはさまざまな原因が考えられますが、その一つとして、カルシウムの摂取量の減少があります。兵庫県加古川市の短期大学の栄養学教室が、ある小学校の給食にカルシウムを増やすという栄養実習を行ったところ、その小学校の生徒たちのイライラが軽くなったそうです。

また、最近の不妊増加の原因の一つとして、ストレスの増大があると専門家は指摘しています。しかし、ストレスが受胎能力の低下をまねいたり、心身によくないからといっても、現代社会に生きているかぎり簡単に解消することはむずかしいことです。社会生活のなかでは、避けたくても避けることができないストレスが非常に多いからです。

それでも、ストレスに耐える力、つまりストレス耐性を強化すれば、多少のことではビクともしなくなります。マカに含まれるビタミン群やカルシウムなどは、このストレス耐性を強化するのに最適な栄養成分なのです。

◆マカのビタミンEは、活性酸素の発生を抑える

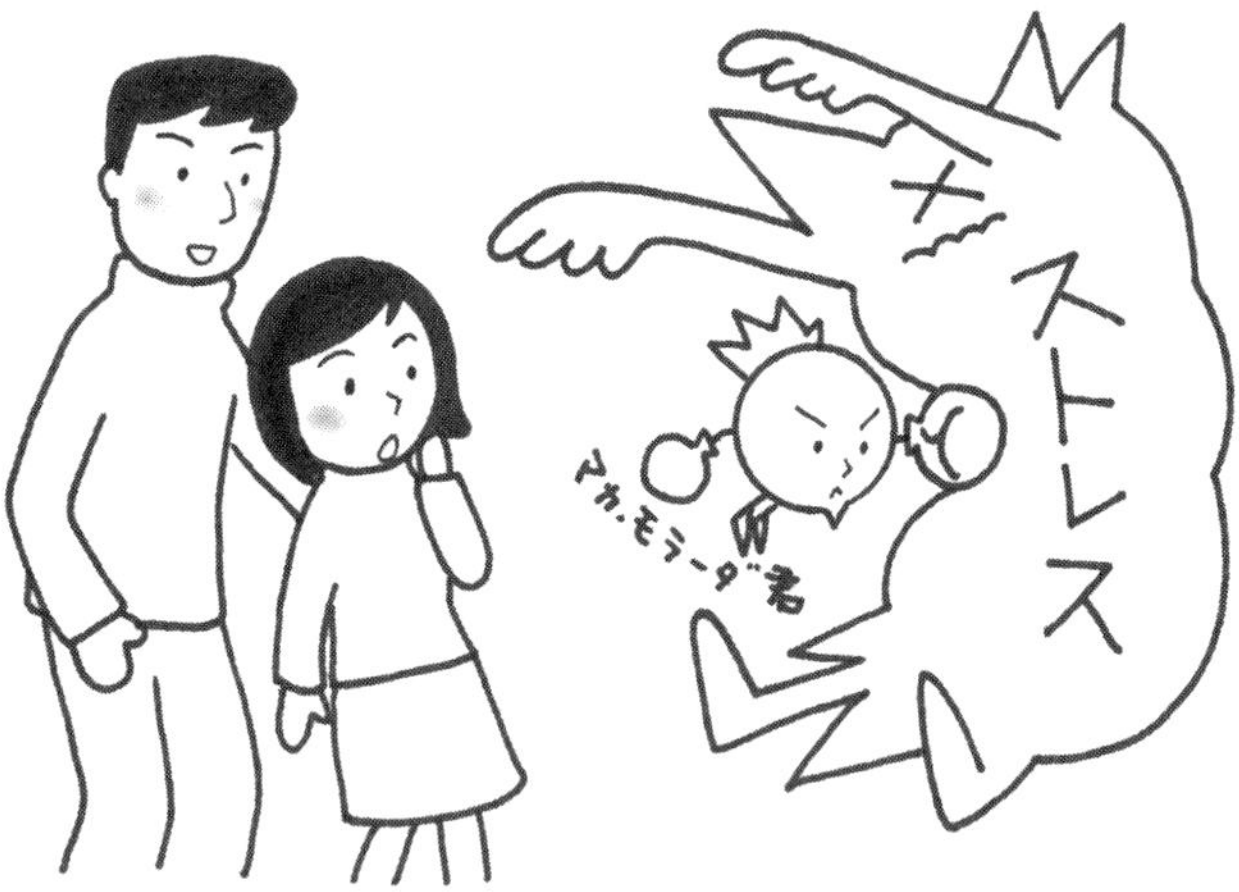

マカには、ストレスに強くなるビタミンやミネラルが豊富

ビタミンEは、肌の若返りに作用する脂溶性のビタミンとして、よく知られていますが、動物実験でラットの不妊を防ぐことが確認されました。ビタミンEには、強力な抗酸化作用があり、活性酸素の発生を抑え、細胞を壊す過酸化脂質を分解し、血管を柔軟にたもって血行をよくするので、動脈硬化や脳梗塞、心筋梗塞、ガンなどの生活習慣病の発症や老化も防ぐはたらきがあります。

また、黄体ホルモンや男性ホルモンの分泌を促進させる作用があるので、生殖機能の向上にも役立ちます。

脂溶性ビタミンは水に溶けないので、大量にとりすぎると体内に蓄積されて副作用があらわれることがありますが、ビタミンEは脂溶性であるのにもかかわらずとりすぎの害の少ないビタミンです。

ビタミンEを豊富に含む食品には、アーモンド、ヘーゼルナッツ、ピーナッツなどのナッツ類、小麦胚芽、うなぎ、カボチャなどがあります。

マカは使って安全な「天然のバイアグラ」

◆副作用がないマカは「安全なバイアグラ」

マカには、インポテンツの治療薬バイアグラと同じような作用があることは、前に説明しました。しかし、マカとバイアグラの性質には、大きな違いがあります。

それは、マカには即効性はないが、効果持続時間が長く、副作用がないことです。

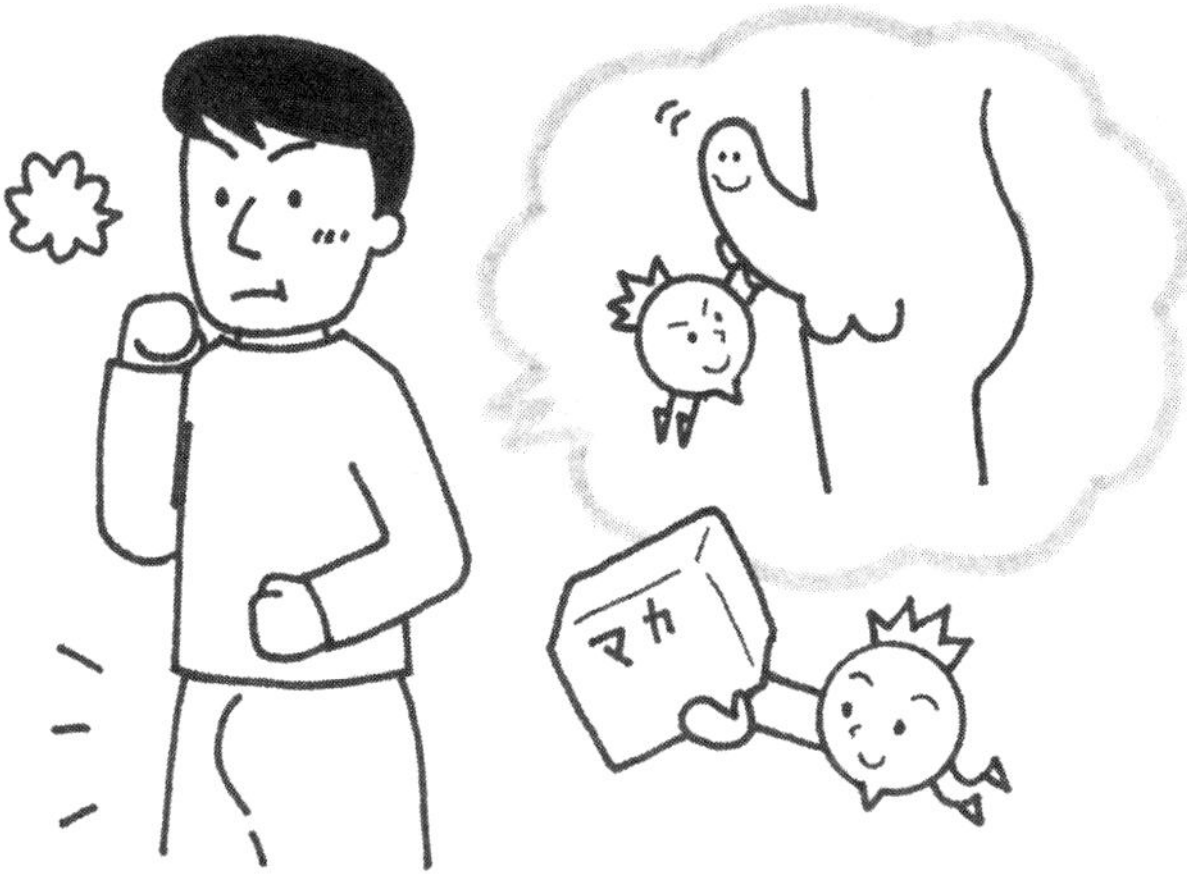

マカには、バイアグラよりもすぐれた男性機能の増強作用がある

勃起は、毛細血管からペニスの海綿体に多量の血液が流入して起こり、射精などで刺激が低下すると、毛細血管を収縮させるホルモンが分泌され、ペニスはもとの大きさに戻ります。

バイアグラは、この毛細血管を収縮させるホルモンの分泌を抑制して勃起させます。したがって、ペニスにつぎつぎと新しい血液が流入するので、一度勃起をするとなかなかもとに戻りません。

個人差はありますが、一般的にはバイアグラを飲むと約30分で効果があらわれはじめ、その後4時間程度は持続するといわれています。

マカの場合は、ペニスを勃起させるとい

う目的は同じですが、血液を流入させるメカニズムがまったく異なります。薬の力で一時的に毛細血管を拡張するのではなく、生薬の成分力で下腹部の陰茎動脈の血流を促進し、ペニスに流れ込む血液の量を増加させます。

じょじょに体質を変えていくため、即効性はありませんが、勃起能力を長く維持することができます。

また、バイアグラの場合は、急激にペニスへの血流量を増やすため、アルコールを飲んで服用したり、心臓に障害があってニトロなどを服用している人の場合、心臓に回る血液が一時的に不足します。そのため、心筋梗塞などの死亡事故が起こることもあるのです。

しかし、マカにはそのような心配は一切ありません。マカは使って安全な「天然のバイアグラ」といえるのです。

なお、マカとバイアグラには重複する成分がないため、併用することも可能ですが、その場合は、かならず事前に専門医に相談してください。

第5章

マカを飲んで赤ちゃんができた

天然のマカで自然に妊娠できる

◆マカは妊娠に欠かせない必須アミノ酸が豊富

妊娠する方法は、二つあります。一つは自然妊娠で、男女の性行為によって精子と卵子が受精し、妊娠するという一般的な方法です。二つめは人工妊娠で、医学的な技術によって受精を行う方法です。

現在行われている人工妊娠には、精液を直接子宮内に注入する人工授精や、体外で受精させた精子と卵子を子宮内に入れて着床させる体外受精などがあります。

しかし、産婦人科で治療を長年受けてきてもなかなか妊娠できない人もいます。また、あくまで自然妊娠で赤ちゃんを産みたいというご夫婦も少なくありません。そのような人たちには、西洋医学のほかに、漢方やツボ療法などの民間療法と呼ば

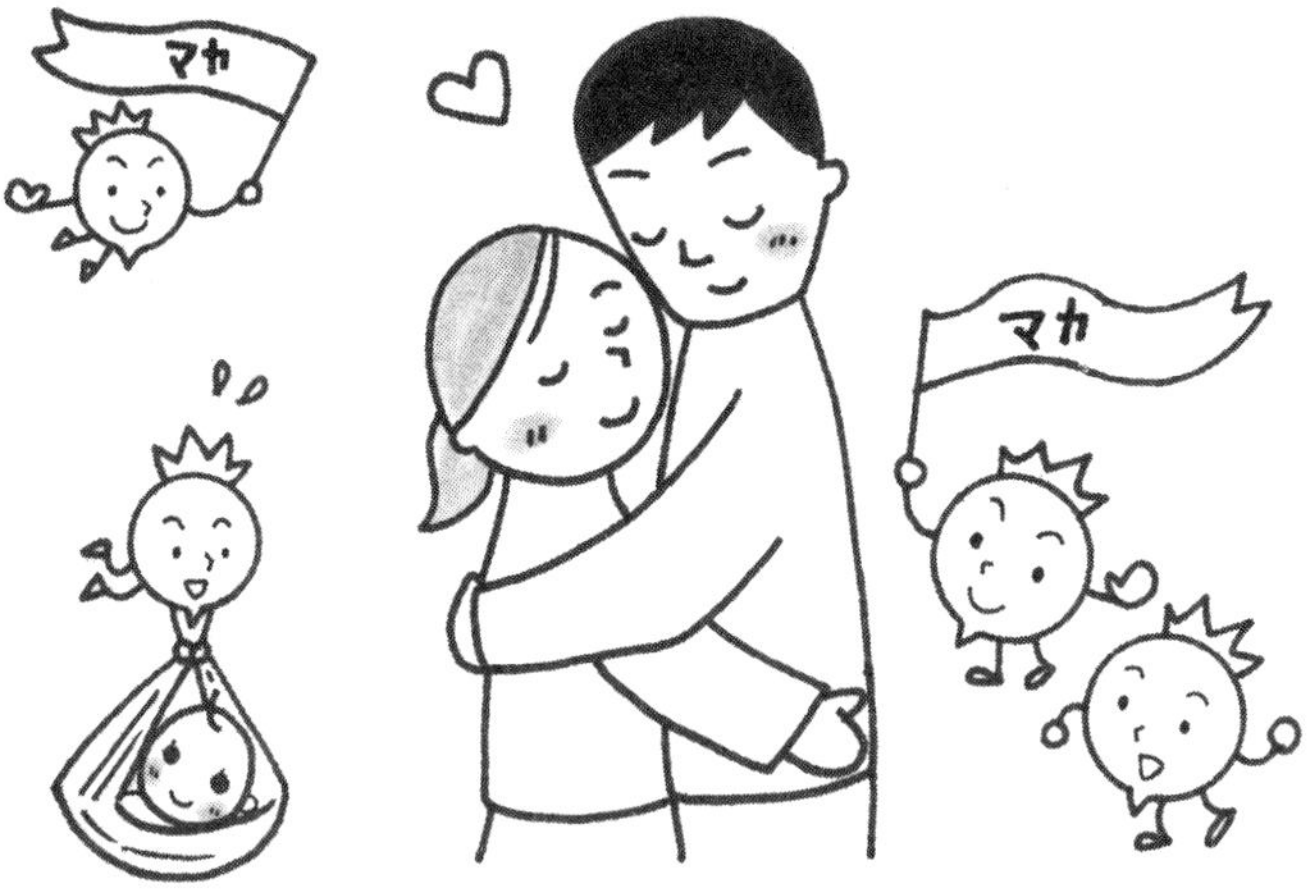

マカのモラーダ種は、不妊症の特効薬として、注目を集めている

れる治療法を行っている人もいます。

民間療法のなかには、医学的な根拠がまったくなく、危険なものがあることも事実です。しかし、漢方などの生薬のなかには、不妊症に効果があると科学的にも証明された成分を含んでいるものがたくさんあります。また、不妊症の専門医のなかにも、漢方薬を治療に用いている医師がおり、実際に成果をあげています。

そのなかでもマカは、不妊症の特効薬として注目を集めています。これまでも何度も説明してきたとおり、マカには必須アミノ酸が多量に含まれており、なかでも「アミノ酸の母」と呼ばれるリジン、「アミノ酸の父」と呼ばれるアルギニンが豊富です。

このリジンとアルギニンをたくさんとれば、男女ともに生殖器官のはたらきが活発になり、精子と卵子が受精しやすい環境がつくられることになります。

◆マカを不妊治療と併用すると妊娠しやすくなる

マカの効能の最大の特徴は、副作用の心配がなく、男女ともに大きな妊娠能力の向上が得られるということです。ペルーでは、インカ帝国の昔から受胎促進や、滋養強壮に効く天然生薬として重用されてきました。しかし、マカに害があった、副作用が起こったという例はありません。

また、健康食品であるマカには、決まった飲み方がありません。毎日、自分の都合のいい時間に体調に合った量を飲めばよいのです。しかし、たくさん飲めばそれだけ効果が高くなるというわけではありません。不妊治療のための適応量は、品質のよいものであれば2g1包のもので2包ぐらいを目安にするとよいでしょう。また、一度に飲むよりも、朝晩2回に分けて飲むほうがよいのです。

できれば、夫婦そろってマカを飲むことが理想です。二人のからだがともに妊娠しやすい状態になれば、それだけ赤ちゃんを授かる可能性が高くなるからです。

また、現在、人工授精などの不妊治療を受けている方がマカを飲んでも、問題はありません。治療を続けながら補助食としてマカを飲めば、より高い効果が得られるでしょう。実際、不妊治療を受けている夫婦が、マカを飲み始めるとたちまち妊娠したという例はたくさんあります。

マカが、ホルモンのバランスをととのえてくれる

機能性不妊の原因は、男女どちらにもあります。女性では卵巣や卵管、子宮などの障害、男性には精子の数が少なかったり、精子の運動能力がおとるなどの原因が多くみられます。

マカには、ホルモンの分泌をととのえ、生殖器官のはたらきを活性化するはたらきがあります。マカに含まれるアルカロイドやステロイド、デキストリンなどがス

トレス性のインポテンツを解消し、卵子や精子の増量を促進して妊娠をうながし、陰茎動脈の血流を増加させて勃起しやすくしてくれるからです。

また、「セックス・ミネラル」といわれる亜鉛も、ホルモンの分泌を改善し、性能力を向上させてくれます。ペルーのマカ原産地では、マカを摂取している女性たちは多産で、しかも元気な子どもを産むことが多いといわれています。

不妊、生理不順にすぐれた効能がある

◆マカは不妊の複合的な症状を改善する

現在、不妊に悩む日本のカップルは、100万組にもおよぶといわれています。まわりではつぎつぎに赤ちゃんが誕生しているのに、自分たちになかなか妊娠の徴

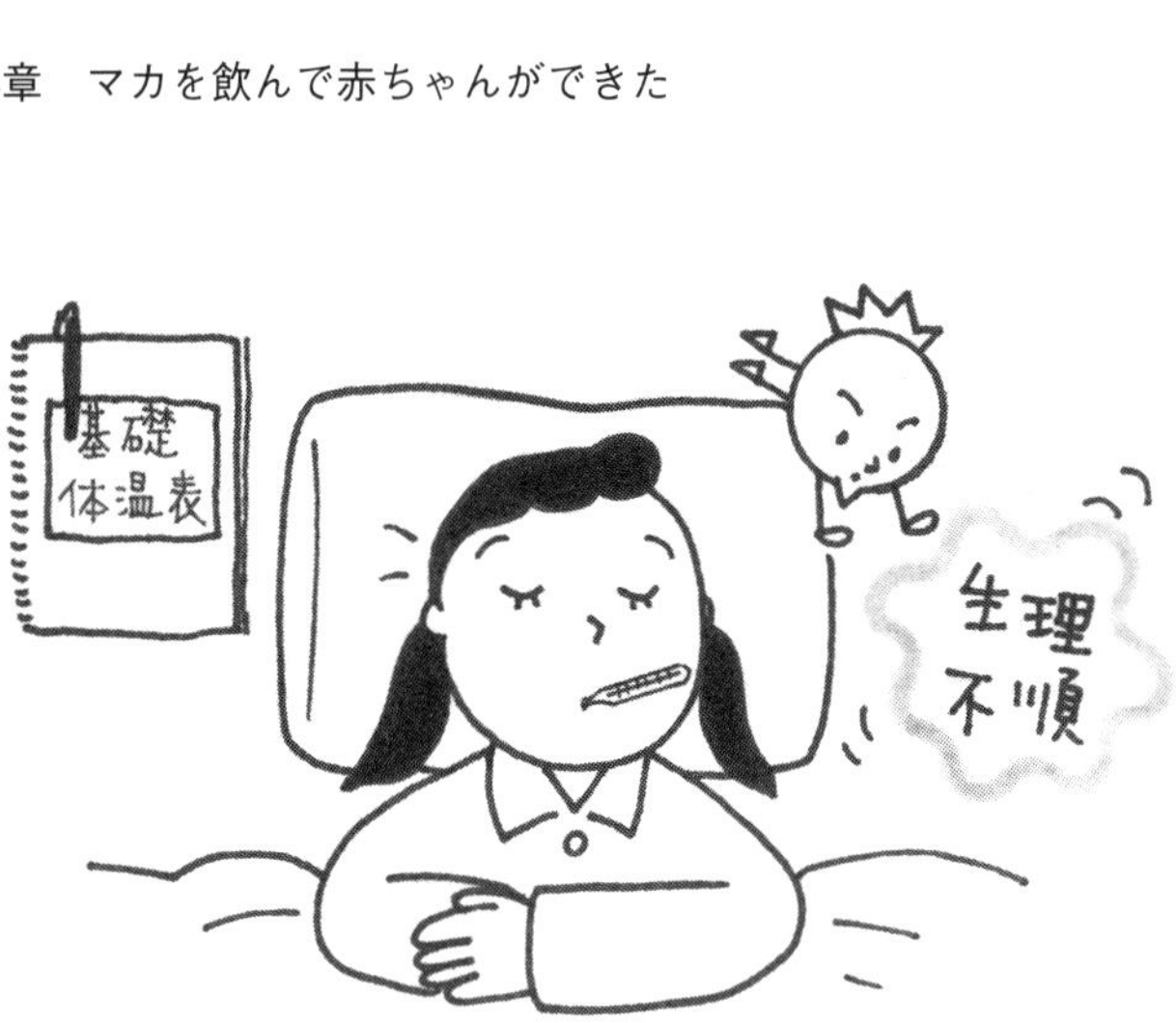

マカは、女性の生殖機能を活性化し、生理不順を治す

候がないために、周囲の人から「赤ちゃんはまだなの？」などといわれ、あせったり嫌な思いをしている人も多くいます。

また、心から「赤ちゃんがほしい」と願っていても、不妊検査や不妊症の治療にふみ出せない人たちや、治療を受けていても効果がなかなかあらわれない人たちの、原因が特定できない複合的な症状の改善に強い味方になってくれるのがマカです。

マカには、女性の生殖機能を活性化し、受胎能力を調整するはたらきを持つリジンと、成長ホルモンの分泌をうながすアルギニンが豊富に含まれています。女性ホルモンの分泌が盛んになると、卵子の成長が正常に進み、排卵障害、月経不順などが解消されます。

男性の場合は、精巣（睾丸《こうがん》）の精子をつくる機能が活性化され、精子の数が増加し、運動能力が高く元気な精子がつくられます。

マカにはホルモン系をはじめ、免疫系、血管系など人間が生きていくうえで不可欠な機能を高め、体調をトータルにととのえるはたらきがあります。その結果、生殖機能のはたらきが活発になって、妊娠を促進する高い効果があらわれるのです。

不妊の原因になる生理不順は、女性特有のつらい症状です。マカに含まれるカルシウム、鉄、銅などの各種ミネラルやアミノ酸は、ホルモンのバランスをととのえ、生理不順を解消します。

また、マカは、甲状腺機能の回復や冷え症にも有効です。

甲状腺ホルモンは交感神経を刺激し、精神活動を活発にするはたらきがあります。マカに含まれる成分が甲状腺ホルモンを活性化し、心身を元気にするのです。

このように、マカは妊娠を望むカップルはもちろん、生理不順、生理痛などで悩む女性にもすぐれた効果を発揮してくれるのです。

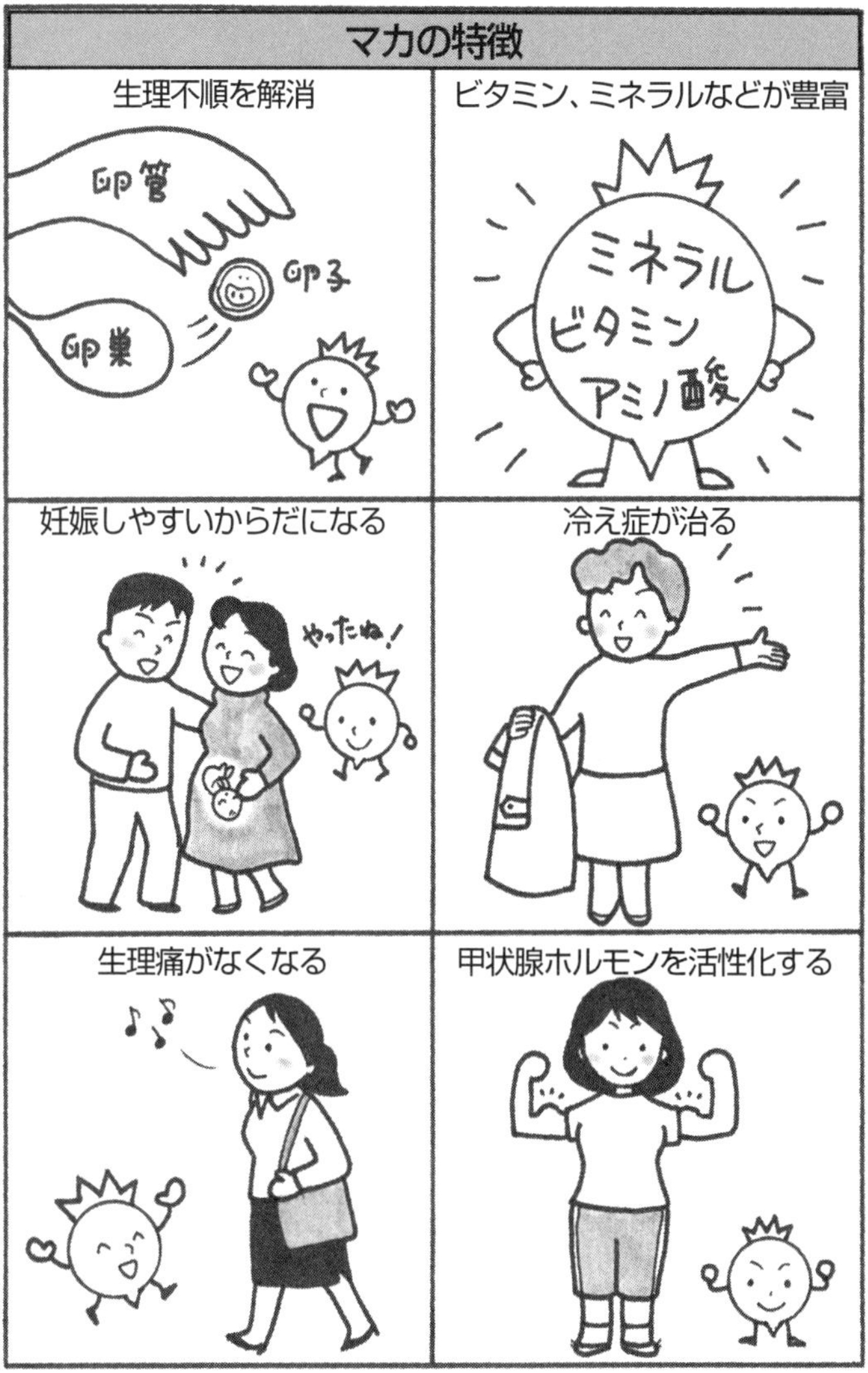
マカの特徴
生理不順を解消
卵管
卵子
卵巣
ビタミン、ミネラルなどが豊富
ミネラル
ビタミン
アミノ酸
妊娠しやすいからだになる
やったね!
冷え症が治る
生理痛がなくなる
甲状腺ホルモンを活性化する

マカの含有成分とその効果

マカの効能のもとである含有成分に対する研究は、原産地ペルーや欧米諸国を中心に進められています。マカの栽培や成分分析の研究を行っているペルー国立ダニエル・アルシデス・カリオン大学のラモン・ソリス・ホスピナル博士は、マカに含まれている成分をつぎのように分析しました。

●アミノ酸

マカの主成分となっているのが、タンパク質です。なかでもとくに豊富なのがアミノ酸で、これは人間が生きていくうえでは欠かせないタンパク質を構成している成分です。しかし、体内で合成することができないものもあるため、食品から摂取する必要があります。

●ビタミン類

脳や神経の刺激伝達機能にも重要な役割をはたしているビタミンB_1が豊富です。また、皮膚や粘膜を保護するビタミンB_2、免疫機能を正常にするビタミンB_6、集中力と記憶力を高めるビタミンB_{12}、細胞の老化を防止し、血流をよくし、成人病を予防するビタミンEなども含んでいます。

●ミネラル類

健康な骨や歯をつくり、神経のいらだちも抑えるカルシウムをはじめ、細胞膜を構成し、保護するリン、脳やからだに酸素を運び、全身の機能を高める鉄、発育を促進し、味覚・嗅覚を正常にたもつ亜鉛などが含まれています。

●活性成分

ホルモンの分泌を促進するアルカロイド・デキストリン、視神経のはたらきを支えるアントシアニン、高血圧・動脈硬化を改善するサポニン、抗ガン作用のあるテルペノイドなども富んでいます。

このような栄養成分からマカがもたらしてくれる薬効をまとめると、つぎの3項目になります。

①エネルギー増強作用=疲労、うつ病、ストレス、緊張の緩和、神経組織の緩和
②ホルモン系の有機的調節作用=性生活の活性化、不妊症解消、女性器の潤い促進、生理不順改善など
③その他の薬理作用=貧血、胃腸障害、腎炎を治す。脳機能の強化

マカにある強力な精力補強作用

精力補強作用は、マカの代表的な薬効の一つです。

マカに含まれる亜鉛、アスパラギン、アルギニン、リジン、ビタミンEなどがたがいに作用しあい、生殖器を刺激し、性能力を活性化します。

●亜鉛

性能力をアップさせるミネラルの代表的存在です。ホルモンの分泌をうながし、

精子や卵子をつくる能力を強化します。生殖器官の発達、生殖能力の維持にも欠かすことができません。とくに男性に必要で、不足すると性能力が低下するほか、前立腺肥大症の原因にもなります。

●アスパラギン

有害なアンモニアを体外に排除したり、神経系を保護する効果のあるアミノ酸の一種です。エネルギー代謝にも関係があり、疲労回復効果があります。ドリンク剤に使われることが多いのは、疲労回復効果が高いからです。

●アルギニン

必須アミノ酸の一種です。成長ホルモンを合成し、免疫反応を補助します。生殖機能を向上させ、男性の精子の数を増やします。アルギニンが不足すると精子の数が減少します。

●リジン（L‐リジン）

必須アミノ酸の一つで、体内でタンパク質をつくるときに欠かすことのできない物質です。ホルモンや酵素、抗体をつくるはたらきがあり、細胞組織の修復、成長にかかわっています。また、ブドウ糖の代謝を促進して集中力を高め、疲労を回復させる作用があります。

リジンが不足すると、疲れやすくなって集中力がなくなり、めまい、貧血、肝臓の機能のおとろえをまねき、成長ホルモンの分泌が低下するようになります。リジンは体内でつくることができない必須アミノ酸なので、食事によってとらなければなりません。リジンが豊富な食品には、大豆や白花豆などの豆類、魚介類、肉類、レバー、タマゴ、牛乳などがあり、もちろんマカにもたっぷり含まれています。

●ビタミンE

別名「若返りのビタミン」といわれるように、細胞を強化して老人・成人病を予防します。血管についたコレステロールを分解し、動脈硬化を防ぐはたらきがあるためです。ホルモンのバランスをととのえ、生殖機能を向上させる効果もあります。

第6章

こんな症状にも
マカは効く

疲労、ストレスを解消する

マカの研究者であるウッドラフ・フィリップス氏は、マカが運動選手の疲労回復に高い効果をあらわすと発表しました。これは、マカに大量に含まれる糖分がもたらす効果の一つです。

糖分は、即効性の高いエネルギー源で、運動する前やその途中でアメなどを1個なめるだけで、かなり激しい運動をしても耐えることができます。これは、糖分が疲労を回復するための緊急エネルギー補給源になるからです。

もちろん、日常の仕事や家事、勉強で疲れたときにも糖分を補給すれば、疲労を回復することができます。糖分の補給にぴったりなのが、良質な糖分である単糖類を豊富に含むマカです。

また、マカにはストレス解消効果とストレス耐性を向上させる効果があります。

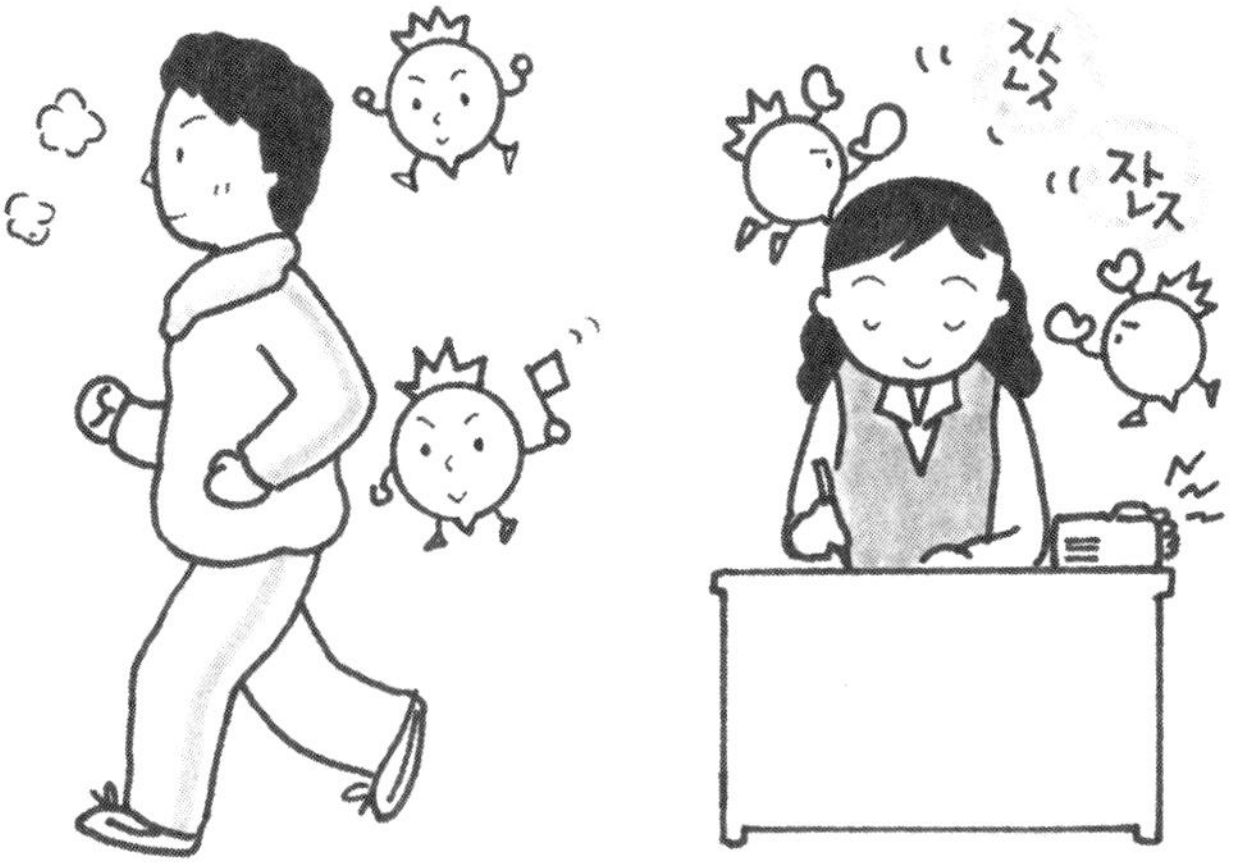

マカは、ストレスや疲労に強いからだにしてくれる

同じ程度のストレスにさらされても、ある人はまったく動じず、ある人はすぐにダウンしてしまうように、ストレスの反応には個人差があります。これは、人によってストレス耐性が違うことによります。

たとえば、つねに冷静で多少のことでは動じない人、自律神経のバランスがよく、緊張状態とリラックスした状態をうまく使い分けることができる人、このような人はストレス耐性が高いといえます。

その逆に、ささいなストレスでも、すぐにダウンしてしまう人もいます。つまり、ストレスがその人のストレス耐性を超えてしまった状態をストレス過多というのです。

マカに含まれるビタミンB群やビタミンE、カルシウムなどには、自律神経を強化し、ストレス耐性を高めてくれる効果があります。

更年期障害の症状を軽減する

早ければ40代前半、遅くても50代の前半になると、女性はイライラなどの不定《ふてい》愁訴《しゅうそ》といわれる更年期の症状に悩まされます。症状のあらわれ方はさまざまで、頭痛、のぼせ、ほてり、肩こり、腰痛、動悸《どうき》、倦怠感《けんたいかん》、不眠、うつ症状などがあり、多くの場合、いくつかの症状が同時にあらわれます。

原因はまだ完全には解明されていませんが、閉経にともなうホルモン分泌の変化が原因になっていると考えられています。

閉経は、卵巣からの排卵が終わることで、排卵を誘発する女性ホルモンのエスト

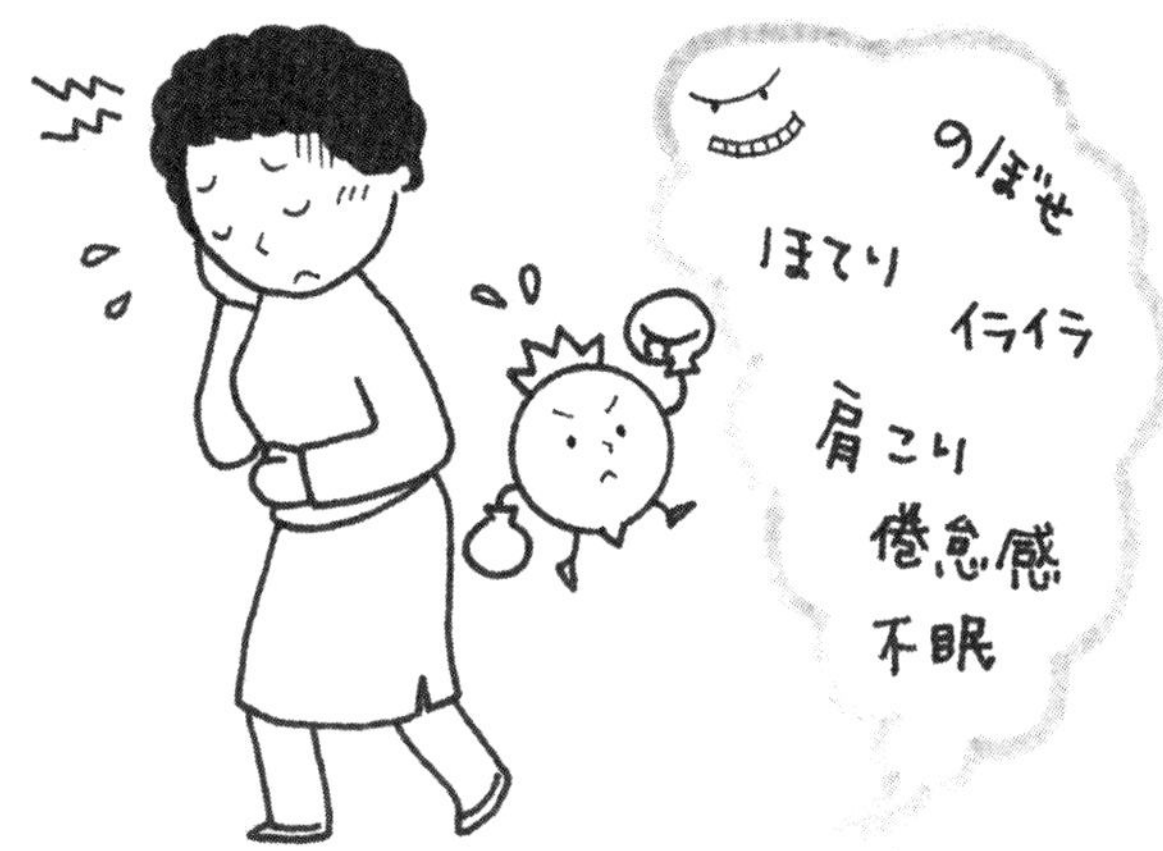

マカは、のぼせ、イライラなどの更年期障害の症状を緩和する

ロゲンの分泌が少なくなって起こります。

すでに説明したように、マカにはこのエストロゲンの分泌をうながし、排卵異常を改善して不妊症を解消するはたらきがあります。

そこで、閉経前後の女性がマカを飲むと、更年期障害の症状が緩和《かんわ》されるのではないか、と考えた学者がいました。ペルー国立ダニエル・カリオン大学のラモン・ソリス・ホスピナル博士です。

ラモン博士はまず、実験用の雌《めす》ラットから卵巣を摘出しました。エストロゲンは主として卵巣から分泌されているため、摘出すると分泌は減少するので、ラットには更年期の症状があらわれるようになります。

しかし、卵巣を摘出してもエストロゲンを投与すれば、症状はあらわれないはずです。

ラモン博士は、エストロゲンのかわりに、ラットにマカを投与しました。すると、ラットにはエストロゲンを投与したのと同じ効果があらわれました。つまり、更年期障害の症状があらわれなかったのです。

ラモン博士は、この実験結果が、マカの更年期障害症状の緩和効果を証明していると発表しています。

貧血を改善する

マカに豊富に含まれているビタミンB_{12}やミネラルである鉄分、銅が不足すると、貧血になります。

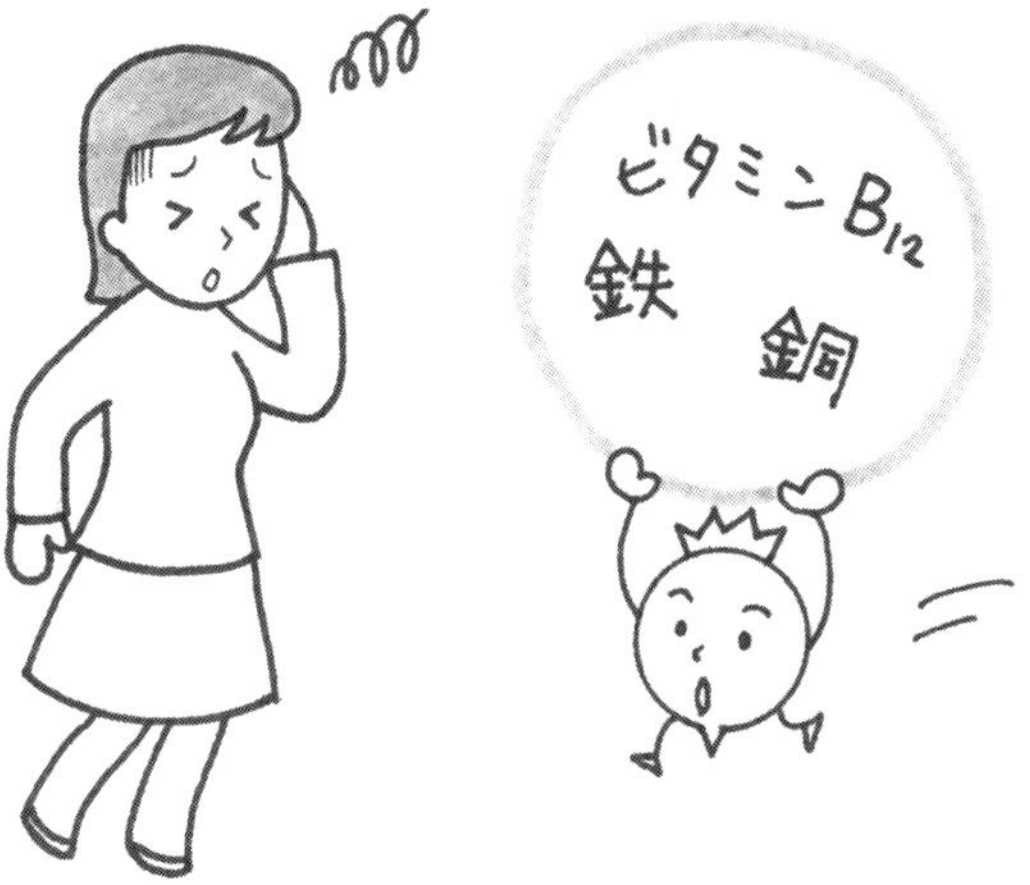

マカに豊富に含まれるビタミンやミネラルが、貧血を改善する

ビタミンB_{12}が不足すると、赤血球のもとになる赤芽球《せきがきゅう》が骨髄のなかで細胞分裂して赤血球になるときにうまくいかず、壊れてしまうために赤血球が不足し、貧血の原因となるのです。

また、このときに鉄分が不足していると、赤血球の成分で酸素を運ぶ役目をしているヘモグロビンの量が減るので、貧血がすすみます。成人男性の体内には、約４ｇの鉄分がありますが、その約70％が赤血球のなかにあることから、鉄分が大切なミネラルであることがよくわかります。

銅は、ヘモグロビンの合成のときにはたらいて鉄分がヘモグロビンにとり込まれるのを助けます。したがって、銅が不足するとヘモグロビンがうまく合成されないために、赤血球が減って貧血になるのです。

女性の場合、月経があるためにどうしても血液が不足しがちです。日常の食生活では、ビタミンB_{12}や鉄分などのミネラルを十分に補うには限界があるので、天然のマカを飲んでそれらを補給すると造血機能が正常にはたらくようになり、貧血の改善に大きな効果があります。

神経機能障害を緩和する

ビタミン、ミネラルのなかで、ビタミンB_{12}、カルシウム、カリウム、ナトリウムが不足すると神経のはたらきが低下し、集中力がおとろえたり、知覚障害や手足のしびれなどの症状があらわれます。

ビタミンB_{12}が、神経細胞の細胞膜をつくっているリン脂質や核酸の合成にかかわっていることから、不足すると神経細胞の機能がおとろえて、精神が不安定になったり、記憶力が弱くなります。

カルシウムは、人体のなかに最も多く含まれているミネラルで、成人の体重の約1・5％がカルシウムです。体内のカルシウムの99％は骨と歯になり、残りの1％が筋肉や血液、神経細胞のなかにあります。

神経細胞のなかのカルシウムは、刺激を伝達したり、神経の興奮を抑えるなどのはたらきをしています。したがってカルシウムが不足すると、神経のはたらきがとどこおり、イライラするなどの症状があらわれます。

カリウムは、神経細胞のなかでカルシウムと同じように、刺激伝達の重要な役割をはたしています。カリウムの濃度が上がると、神経細胞内の情報伝達が途切れて筋肉の収縮が行われなくなり、血液中の濃度が通常の3倍以上になると、心臓が停止します。また、カリウムには、血圧を下げるはたらきもあります。

ナトリウムは、神経細胞内でカルシウムと連携して電気信号の伝達を行っています。ナトリウムが不足すると、神経伝達が停滞して神経のはたらきが低下するので、もうろうとしたり、めまいや吐き気などを起こします。ナトリウムには、血圧を高くする作用もあります。

このように、ビタミンやミネラルは、不足すると体調をくずし、場合によっては死をまねくほどの重大な事態を引き起こします。それによってからだ全体の機能が低下するので、ホルモンのバランスが乱れ、不妊の原因をまねくことになるのです。

天然のマカには、これらの生命活動を円滑に行うビタミンB_{12}やカルシウム、カリウム、ナトリウムなどのビタミン、ミネラルがトータルで豊富に含まれているので、健康を増進させるとともに、体調をととのえて妊娠しやすいからだにしてくれます。

肌荒れ防止にすぐれた効果がある

16世紀のはじめ、現在のペルーにあったインカ帝国を侵略したスペイン人は、とても信じられないような光景を目にしたといいます。

マカのビタミンが、皮膚の新陳代謝を活発にして肌荒れを防ぐ

それは、アンデスの山岳地帯で暮らす人びとをはじめて見たときのことです。栄養状態のよい子どもたちや、きわめて体格のよい大人たちの姿にスペイン人たちは驚き、

「気候がきびしく、耕地も少ないアンデス山脈の高地なのに、なぜみんなこんなに若々しくて体格がよいのだろう。いったい彼らは、何を食べているんだろう」

と疑問を抱きました。そしてアンデスの人びとの食生活の研究をはじめ、マカという貴重な生薬にたどり着いたのです。

もちろん、当時は現在のように食品の成分を科学的に分析することができなかったので、マカを食べるアンデスの人たちがなぜ若々しく元気なのか、それ以上の説明はされていません。

これは、マカに豊富に含まれる有効成分のなかでも、とくにアルギニンのはたらきによるものと考えられます。アルギニンは、必須アミノ酸の一つで、体内でタンパク質をつくるとともに、生物を成長させるホルモンの生成にかかわっています。筋肉や骨の発育をうながし、生殖機能を活発にさせるのです。きびしい自然環境のなかに暮らしていても、マカを常食しているアンデスの人びとが若々しく、体格がよいのは、アルギニンのはたらきによるものだったのです。

また、マカに多量に含まれているビタミンとアミノ酸は、皮膚や粘膜を保護し、皮膚の細胞組織の新陳代謝を活発にさせるので、マカを飲むと肌荒れを防ぎ、皮膚をみずみずしくたもつ効果があることも忘れてはいけません。

◆マカは理想的なサプリメント

マカは、スーパー滋養源といえます。タンパク質の素材である必須アミノ酸が豊富に含まれ、良質の糖分に富み、各種のビタミン、ミネラルをたっぷり含んでいます。マカを食べていれば、からだが養われ、エネルギー源を得ることができます。

天然のマカはいわば、理想的な滋養強壮のための薬草なのです。いいなおせば、マカは理想的なサプリメント（栄養補助食品）といえるのです。

必要な栄養素は、毎日の食事からとることが理想ですが、日本の農作物は、長い間の化学肥料の多用や、効率化を優先するあまり、年々、ビタミン・ミネラル等の含有量が低下しています。従来の基準値にくらべ、実際の野菜果物の栄養素があまりにも少ないために、一昨年、基準値の見直しをしたほどです。しかも、あわただしい生活のなかではなかなかできないことがあります。

とくに、ひとり暮らしや高齢者だけの家庭では、三度の食事だけで必要な栄養素を十分にとることは不可能といえるでしょう。

こうしたときに、サプリメントを飲むと不足する栄養を補うことができます。あわただしい現代社会では必需品といえます。

しかし、ここで科学的につくられた合成ものを選ぶか、天然ものを選ぶかで、確実な差が出てくるのです。たくさんのサプリメントを買うとお金がかかります。マカならそれだけで必要な栄養素のほとんどを摂取できます。このようなことからも、マカのモラーダ種は理想のサプリメントといえるのです。

マカの有効成分のはたらき

必須アミノ酸のアルギニンが生殖機能を活発にさせる

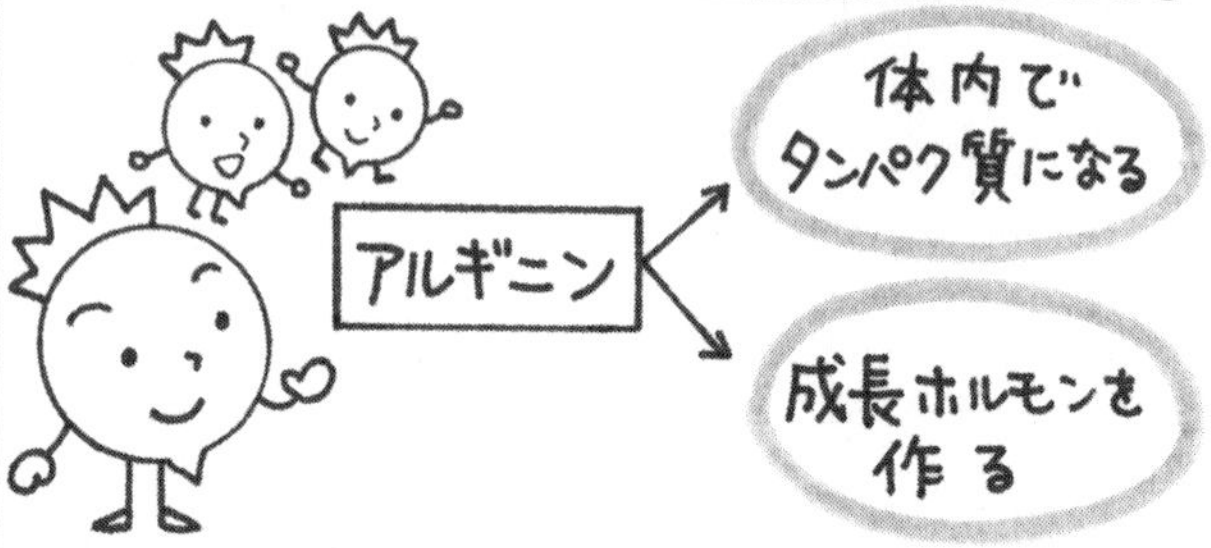

ビタミン、ミネラル、アミノ酸が肌をみずみずしくする

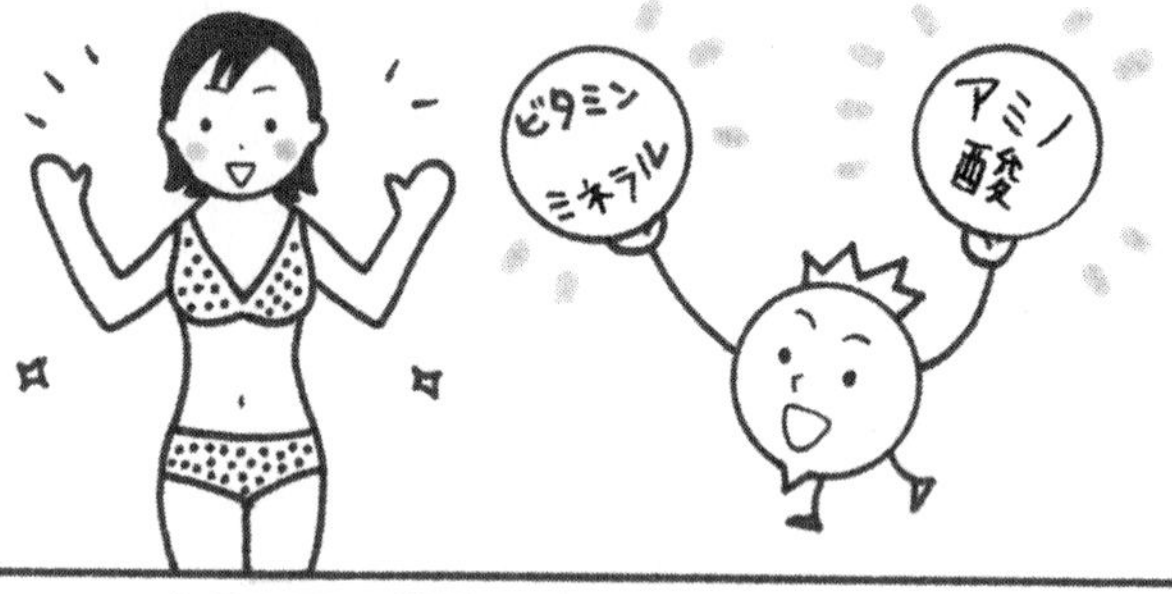

マカのモラーダ種は、理想的なサプリメント

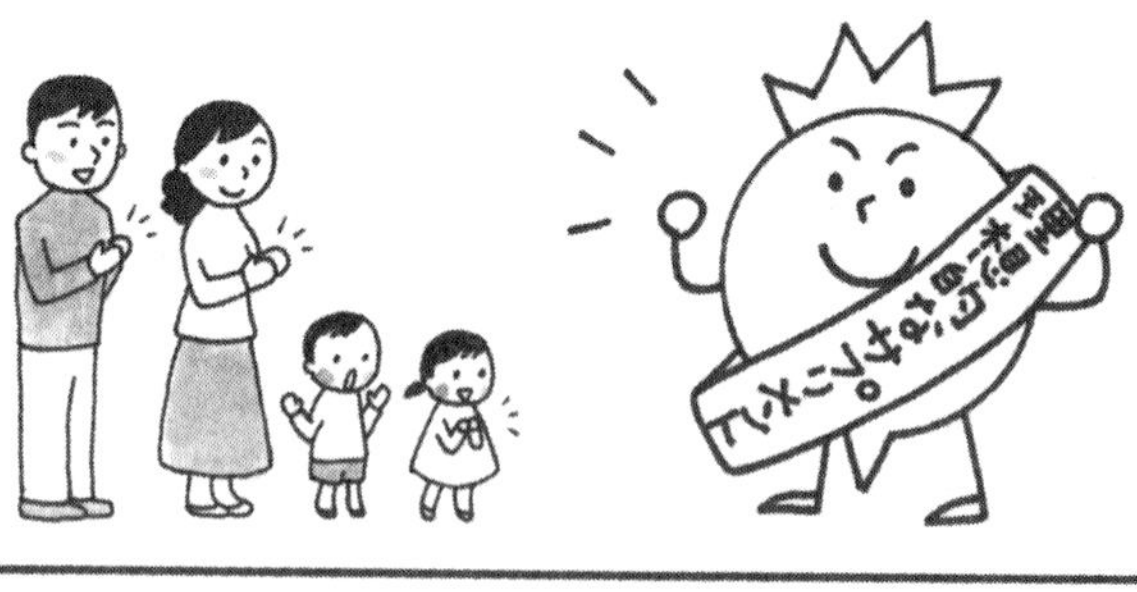

第7章

マカの上手な飲み方、使い方

マカは副作用がないので安心して飲める

マカのよいところは、ほとんどの医薬品が化学合成薬品であるのに対し、天然の植物の有効成分をそのまま生薬として飲むためにからだにやさしく、副作用がない点です。

医療で用いられている医薬品のほとんどは、石油などの化学成分を合成してつくられています。化学合成薬品は、病気になっている特定の細胞組織にすみやかに効くように研究されて成分を合成しているので、よく効くとともに、強力にはたらくために健全な細胞まで傷つけてしまうことがあります。

人類が地球上に誕生して以来、人間はおもに生物を食べることで栄養をとり、生命を維持してきました。そのため、人間のからだの仕組みは、自然界の生物から栄養分を吸収するようにできているのです。また、人間にとって有害な物質が体内に

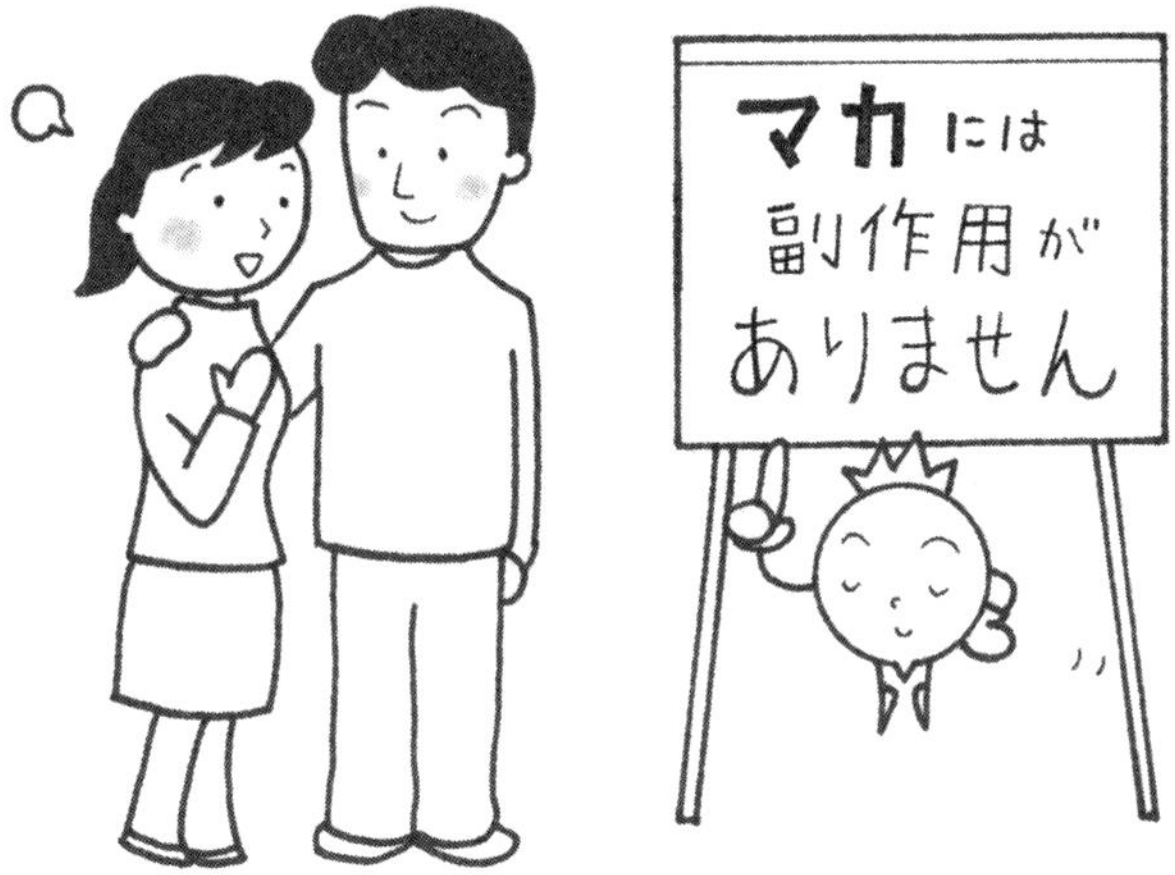

天然のマカには有害な副作用がないので、安心して飲めます

入り込むと生命を失う危険があるので、毒物などの有害物質が体内に入ったときには、できるだけ早く体外に排泄するように解毒作用がはたらきます。

したがって、化学合成薬品を飲むと、からだはそれを異物と感じて、早急に肝臓で解毒して体外に排出するようにはたらきます。病院などで薬をもらうと、日に三回、食前・食後に薬を飲むように指示されますが、これは飲んだ薬の成分の大部分が2〜3時間で肝臓で解毒され、尿や汗などから排泄されるので、つぎつぎに薬を補給して効力が失われないようにしているのです。

緊急を要する治療には、短時間で強力に効く化学合成薬品も必要です。薬は、目的によって使い分ければよいのです。現代医学でも原因がよくわからない不妊の治療には、天然のマカのように副作用がなく、全身の健康状態をととのえながら生殖器官の機能を改善していく生薬がうってつけなのです。なお、マカは、からだにやさしいが効きめの遅い生薬、ではありません。不妊の状況と飲んでいる方のコンディションによっては、即効性があることも忘れてはいけません。その実例として、「第2章」にマカを飲んで赤ちゃん誕生の喜びを経験した方々の体験談を掲載していますので、お読みください。

継続して用いるとマカ効果は倍増

マカで治る不妊は、ほとんどがホルモンの分泌異常などが原因の不妊です。

生殖器官そのものに障害があれば、外科手術などの治療で比較的短期間に治せま

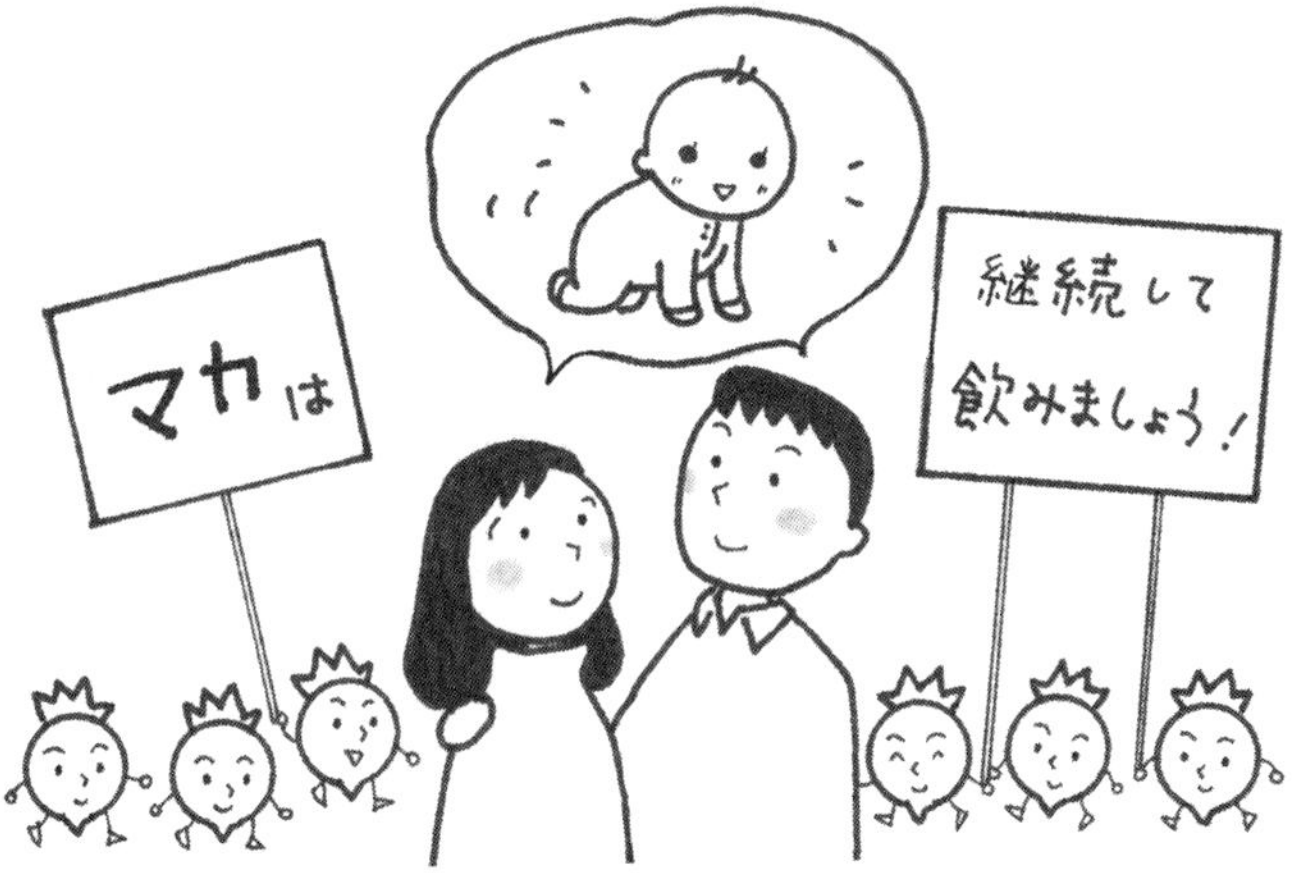

マカは、継続して飲むと効果がさらに高くなる

す。たとえば、卵管の詰まりが原因の不妊で、卵巣や子宮などほかの生殖器官が正常であるならば、外科手術で卵管の障害を取り除くことで妊娠できるようになります。

しかし、ホルモンの分泌の異常など、内分泌系の障害は、医学的に原因がまだよくわかっておらず、現在の医療技術ではコントロールできないことから、排卵誘発剤を用いたりしながら排卵をうながし、偶然による妊娠を待つことになります。また、排卵に1カ月に1回という周期があるために、検査や治療のタイミングがかぎられ、どうしても治療に時間がかかります。

そのために不妊の治療期間が数年におよぶケースが多くなっているのです。

このように治療に長い期間がかかる場合、医薬品のような、からだにとって異物になる化学合成薬品を長く使い続けると、副作用などのトラブルが心配になります。

その点でも、天然のマカは安心です。からだ全体を健康にしながら妊娠しやすい環境をつくる生薬なので、長い間飲み続けても副作用がありません。また、長く飲んでいればいるほど、効きめがしっかりといきわたるので、ホルモンのバランスがよくなり、それだけ妊娠しやすいからだになります。自然の摂理にかなった生薬マカを飲みはじめ、1～3カ月で妊娠する方も大勢おられます。

高品質のマカを選ぶ

アブラナ科の植物であるマカには、約200の品種があります。現在、ペルーで栽培されているのは11品種で、なかでも濃い色の根をしたマカモラーダという品種

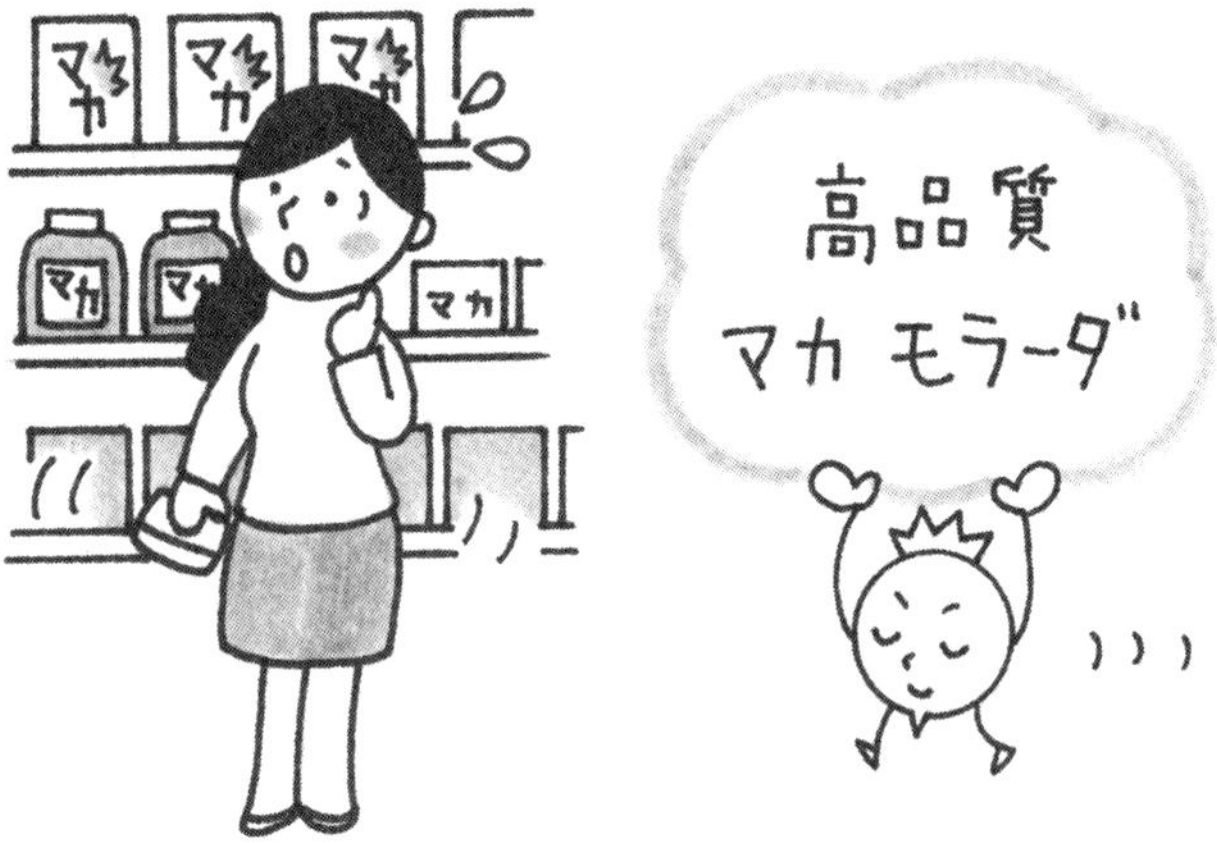

マカのモラーダ種は、各種マカのなかで最高の品質です

に、最高の薬効があるといわれています。

そして、原産地ボンボン高原の天然の土壌で、化学肥料を使わずに育てられ、収穫されたマカが最高品質のマカです。上質なマカを選ぶポイントはこれだけではなく、どのように乾燥されたのかも重要です。

収穫したマカを乾燥させる方法には、二とおりあります。短時間で乾燥させる機械乾燥と、赤道直下、標高４０００ｍの強烈な太陽光線で約３カ月間、てまひまかけて天日で干す天日乾燥です。もちろん、マカの薬効は、伝統的な手法である天日乾燥が最上質の活性力を引き出してくれるのです。

現在、わたしたちが入手できるマカは、すべてペルー国内で収穫され、乾燥、粉末にされたものです。これは、ペルー政府が、収穫したマカをそのままのかたちで国外に持ち出すことを一切禁止しているためです。輸出されたマカの粉末は、日本国内で加工・製品化され、販売されています。

最近、マカ製品がたくさんあり、どの商品がよいのかわからない、という声をよく聞きます。マカを購入する場合、たくさんあるマカ製品のなかから、品質の良いマカを見つける簡単で確実な方法があります。「ペルー国フニン県マカ生産者連合会最高品質保証マーク」がついているマカを購入してください。

このマークは、ペルー国のマカ生産者連合会が、標高4000m以上で栽培された品質のよいマカにのみ使用することを許可しているものです。このマークのついた製品は、通販で手に入れることができます。

マカ生産者連合会は、先祖代々マカの生産にたずさわり、マカを知りつくしている熟練

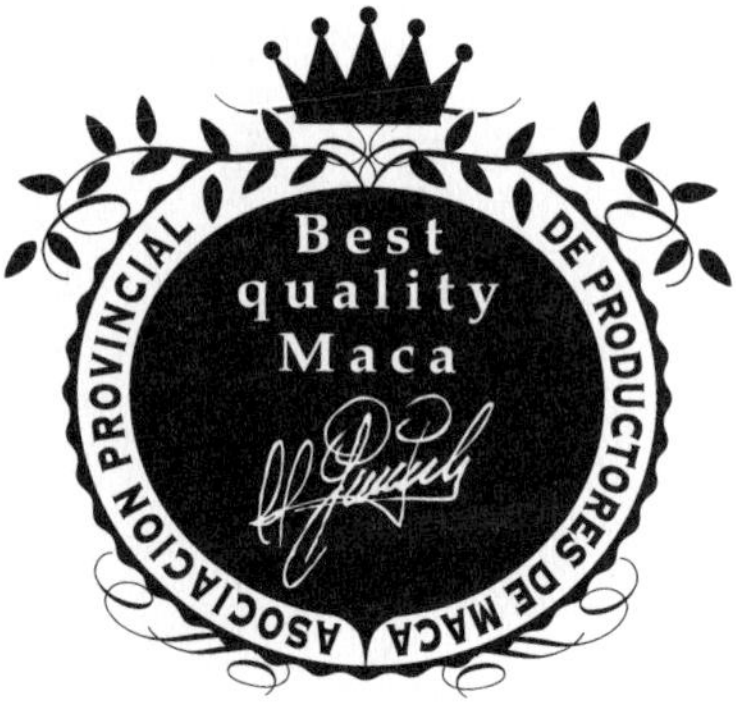

ペルー国・フニン県・マカ生産者連合会
最高品質保証マーク

生産者のみが法的な認定を受け、組織している生産者団体です。あのチャコン博士も、彼らがつくる良質のマカについて、「マカは、栽培土壌に大きく影響を受けます。彼らの農地は、良質のマカの生産に最も適した土地といえるでしょう」と述べています。ですから、このマークがついている商品は、高品質なマカなのです。

病院の薬や市販薬といっしょに飲んでも大丈夫？

マカは薬ではなく、栄養補助食品です。したがって、病院で不妊症の治療を受けている方でも、治療と併行して用いることができます。病院で処方された薬や市販薬と併用して飲んでも問題はありません。もし持病などがある場合は、マカを飲みはじめる前にかかりつけの医師に相談したほうがよいでしょう。

また、男性のペニスの勃起をうながす特効薬として話題になったバイアグラとマカをいっしょに飲むことも可能です。

ちなみにマカは、原産地ペルーではペルビアン・バイアグラ、つまり「ペルーのバイアグラ」と呼ばれています。バイアグラ・ブームの火つけ役となったアメリカでも、マカは「天然のバイアグラ」の名称で愛用する人が急増しています。

マカを飲むときの注意事項

現在、日本ではさまざまなマカ製品が販売されています。なかでも、最も吸収率が高く、おすすめなのが100%純粋の顆粒状になったマカです。

通常、2gが1包になっており、これを1日に1~2包を目安に飲みます。

目的や個人差により、量を加減するとよいでしょう。ただし、一度にたくさん飲むのではなく、決めた量(1~2包程度)を毎日欠かさず飲むことが大切です。

続けて飲んでいれば、早い人で4～10日ほどで効きめが体感できるようになります。なかなか効果があらわれない場合でも、根気強く飲み続けていれば、必ず症状は改善されます。不妊症の改善を目的とするならば、1年間は飲み続けてみることをおすすめします。マカを飲むタイミングには、とくに決まりはありません。ただし、最も効果的なのは吸収率のよい空腹時です。また、1日に2包飲む人は、一度に全部飲まず、朝晩などに分けて飲むようにしてください。

顆粒状のマカは、飲みやすいようにパッケージされていますが、それでも飲みにくい、うまく飲めない人は、ジュースや牛乳などの飲み物や、ヨーグルトやシチューなどの食べ物に混ぜてとっても、効果に大差ありません。また、マカは、夫婦ともに飲むのが理想的です。マカは女性に原因がある不妊にも、男性に原因がある不妊にも効果があるからです。夫婦で飲めば、それだけ不妊をまねいている悪条件が解消され、妊娠のチャンスが増えるからです。それが、従来の男性だけの薬であるバイアグラや、女性だけの薬・排卵誘発剤とは異なってすぐれた点です。夫婦そろって妊娠しやすい体質になれば、妊娠の可能性はさらに高いものになります。

マカの上手な飲み方

1日に1～2包を空腹時に飲む

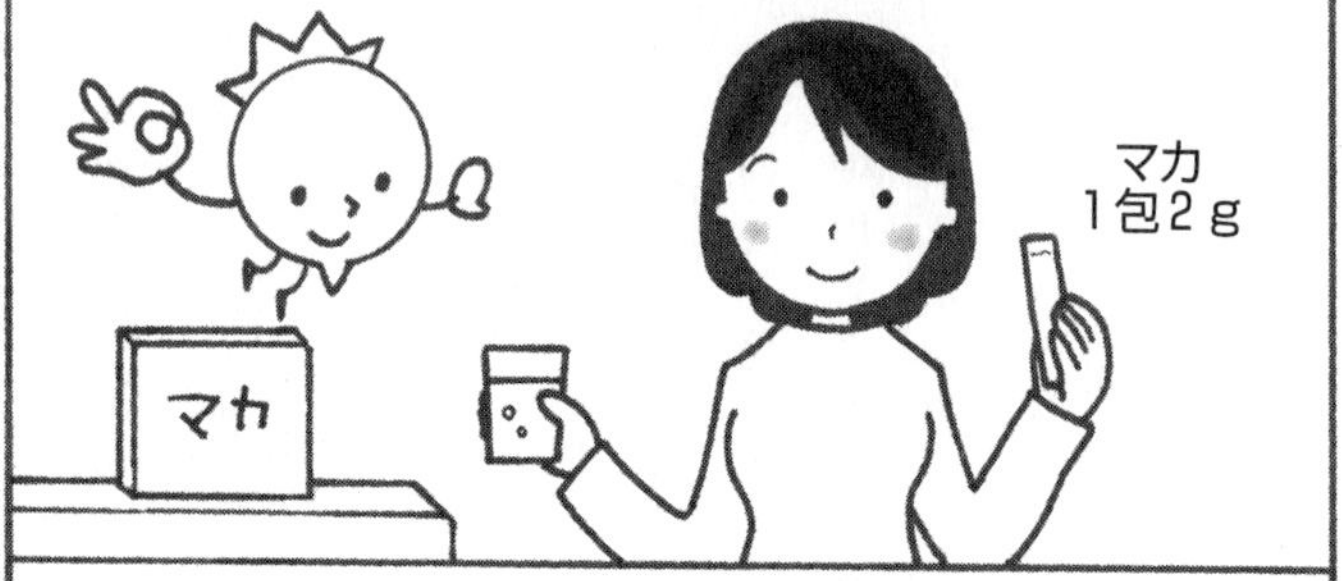

飲みにくいときは、他の飲み物に混ぜて飲んでもよい

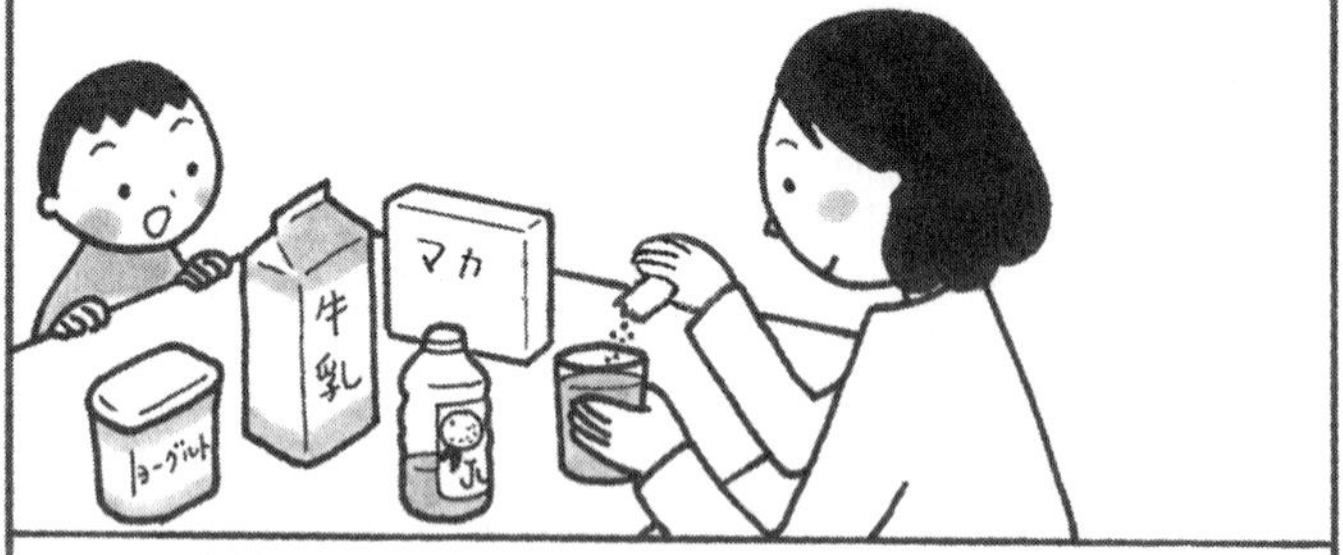

夫婦いっしょに飲むと、妊娠のチャンスが増える

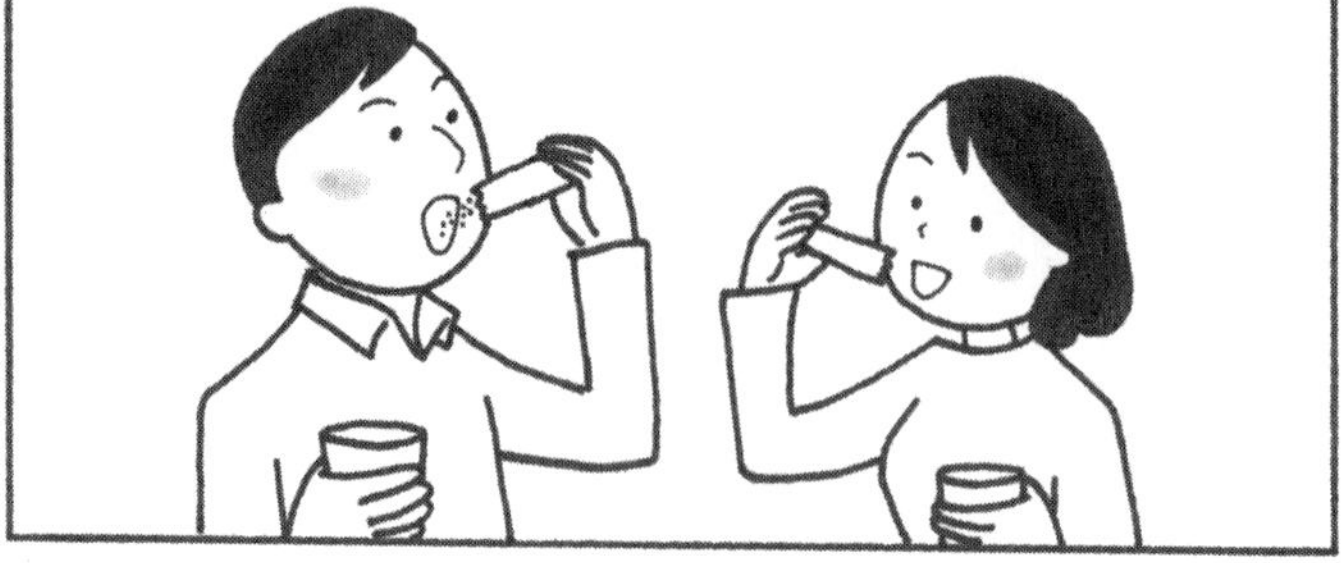

マカ製品情報

シロ博士が推奨するマカの選び方

マカの健康食品が増えていますが、マカのすばらしい薬効を活用するには、選び方がたいせつです。そこで、ペルーの医療現場でマカを使用しているシロ博士に、マカの選び方をアドバイスしていただきました。

マカの健康食品を選ぶ基準は、つぎの4点です。

①アンデスのボンボン高原で育ったマカを選んでください。

高品質のマカは、海抜4000m以上にあるボンボン高原の限られた土地に生育します。アンデス山脈のきびしい環境と肥沃な土壌が、生命力の強いマカを育てます。

②マカは、モラーダ種がベストです。

紫の濃色系モラーダ種が、最高品質のマカです。色が濃いのはミネラルやカロチノイドを多く含んでいるためで、鉄分含有量で比較すると、黄色種が約13㎎であるのに対し、モラーダ種は7倍以上の95㎎です。

③大自然の恵み豊かなエコロジー栽培されたマカ。

マカは、土壌の栄養を吸いつくして育つために、収穫のあとは5～6年土地を休ませ、堆肥を施して地力の回復を待ち、有機農法で再開する栽培法をとります。近年、低地で化学肥料や農薬を使用して栽培されたマカが増えています。これらのマカは、本来のマカの栄養を得られないばかりか、母胎の

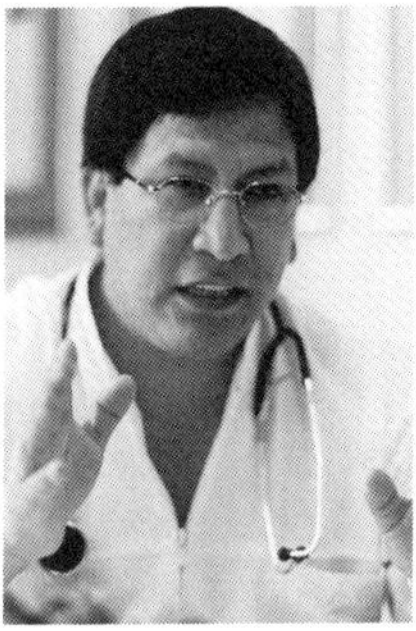

シロ博士

健康を損なう危険性があるので避けてください。エコロジー栽培のモラーダ種がベスト。

④天日乾燥による粉末が、マカの天然成分を最も凝縮します。

アンデスの恵まれた太陽光を3カ月かけて浴びさせて行う伝統的な天日乾燥によって粉末にされたマカが、更に成分を高めます。カプセルや錠剤のものもありますが、消化吸収にすぐれた粉末がよいでしょう。また、おなじ粉末でも、簡単な機械乾燥のものや、キヌアやデンプンなどを混ぜた製品もあるので注意してください。

これらの条件を満たした高品質マカの証しとなるのが**『ペルー国・フニン県マカ生産者連合会』**の品質保証です。この連合会は、マカの原産地で先祖代々マカの栽培に長年携わってきた農家の方々が、高品質でエコロジカルなマカを栽培する目的で結成された公認団体です。すぐれた薬効のマカを選ぶ目安にするとよいでしょう。

ペルー国・フニン県マカ生産者連合会の品質保証マーク

有機ＪＡＳマーク
（日本農林規格）

オルランド・シロ・カスティージョ・ウエルタ博士（病理解剖学外科・医学博士。ペルー国立サンマルコス総合大学医学部、ボリビア・サンシモン総合大学薬学部卒業）

※「マカ生産者連合会」のマカは、国際的機関Ｓｋａｌ（スカル）による有機農法と全工程段階における厳しい検査でＥＥＣ規定基準をパス、安全性と環境保全性を満たしたものだけが認定されるＥＫＯマークを受け、日本では有機ＪＡＳマークを取得しています。

第8章

助産院でも、マカの効果が実証されている

助産院や自宅で出産する人が増えている

最近、出産を助産院や自宅で行う夫婦が増えているといわれています。

現在では、病院で出産する、という形が一般的ですが、30〜40年前までの日本では、自宅でお産婆さんに赤ちゃんを取りあげてもらう、という出産が多くありました。現在のように、核家族化が進んでいなかったので、出産や育児のノウハウは、おばあちゃんや親戚のおばさん、隣のおばちゃんたちによって母親に伝えられていました。

しかし、日本が経済大国になって社会環境がかわり、出産は病院ですることが一般的な傾向となり、共働きや核家族化、少子化が進み、家族や親戚でもおたがいの生活に干渉しない、というライフスタイルが定着するにしたがって多くの母親たちが出産や育児に不安を持っているのが現状です。そんななかで病院よりも家庭的な雰囲気の助産院、あるいは自宅で出産しその後も助産師と継続的な関わりを希望する女性がふえているのです。

お産婆さんから助産師へ

いっぽう、母子の保健推進と、自然な妊娠、出産を定着させる、という趣旨から、お産婆さんという古めかしい呼び名が、昭和23年（1948年）に保健婦助産婦看護婦法が公布されて助産婦さんにかわりました。

その後もしばらくは、助産婦さんという新しい呼び名とともに、長い間なれ親しんできたお産婆さんという呼称も、残っていました。

昭和26年に保健婦助産婦看護婦法が施行されて、助産婦の資格は、国家試験に合格することで得られる国家資格となりました。

そして、平成14年（２００２年）３月１日に、保健婦助産婦看護婦法は保健師助産師看護師法に改正され、助産婦という呼称は助産師にあらためられています。

助産院で出産するには

いきなり妊婦の方が助産院を訪れても、助産を受け付けてもらえるわけではありません。助産院を利用し、自宅で出産する条件として、産婦人科で医学的な検診をきちんとすませ、妊婦と胎児が健康体であることが診断されていることが必要です。

助産院では、病気の診断をしたり、治療を行うことはできません。そのため、助産院のケアを受ける前には、あらかじめ病院の産科で診察を受けて、母子ともに健康で、妊娠が正常に進んでいることが医師によって確認されていなければならないのです。また、助産院での定期的な健診を受けることも必要ですので、助産師とよく相談してください。妊娠中や出産中には、なにが起こるかわかりません。そのような緊急時に備え、助産院は近くの産婦人科の病院と緊密な連携を持っています。

マカを飲むことで、産後の体調不良が治った、お乳の出がよくなった、などの体験談を取材させていただいたマーティー助産院は、妊娠、出産のケア以外にも栄養、生活、心理面での指導とアドバイスを行っています。また、ヨーガ教室、家事支援団体の紹介などのきめ細かいサービスがフォローされ、妊産婦との親密なコミュニケーションがはかられています。

助産院でもマカ活用の高い効果が

マーティー助産院でお産をした人、これから家庭で出産することを考えている人たちから、マカを飲んだ効果をうかがったので、ご紹介します。

3人め出産後の体調不良が、マカで治りました

（山元遼子さん〈仮名〉・34歳・主婦）

●3人めを、助産院で出産

現在、4人めの子どもを妊娠しており、8カ月めを迎えています。これまでの子どもは3人とも女の子なので、できたら4人めは男の子がほしいと思っています。長女と次女は、近くの産婦人科の病院で出産しましたが、3人めを妊娠したときに、家庭的な雰囲気の中で出産したいと考え、妊娠5カ月めに、自宅から近い沿線にあるマーティー助産院を訪ねて自宅出産を希望しました。

助産院で出産するためには、まず、妊娠の初期に病院で検査と診察を受けて、母子ともに異常なく、順調に妊娠が進んでいる、という医師の診断が必要です。もし、胎児や母親に異常が見つかったときには、治療設備がそろっている病院で出産しなければならないからです。

幸い、わたしもおなかの赤ちゃんも健康で、妊娠は順調に進んでいました。

マーティー助産院では、妊娠5カ月めから、毎月1回、健診することが決められています。毎月、健診を受けて胎児が順調に育っていることを確認しながら、出産にむけて準備を進めました。そして、妊娠8カ月めに、病院に行って妊娠後期の検査を受けました。このときも、胎児と母体には異常がなく、10カ月めからは毎週1回、マーティー助産院で健診を受けながら、出産予定日を迎えました。

はじめての自宅での出産でしたが、助産院から二名の助産婦さんが立ち会ってくれて、健康な赤ちゃんを出産できました。これが三女です。家庭的な環境で赤ちゃんを産むことは、母親にとって精神的に安心できて、出産の充実感がえられます。助産婦さんがとりあげた赤ちゃんの産声を聞いてから、すぐに我が子に頬ずりをしてそばに寝かせてもらい、安らかな寝顔を見ていると、感激もひとしおでした。

●マカには、産後のひだちの改善に効果がある

お乳もまあまあよく出て、赤ちゃんは順調に育っていくのですが、わたしの方は

産後のひだちが悪くて、頭痛や肩こり、全身のだるさ、気分の落ち込みなどの体調不良に悩まされていました。助産院では、出産後もいろいろとアドバイスをしてもらえます。出産後、3カ月ぐらいたったときに助産院でマカをすすめられたのがきっかけで、マカを飲み始めました。

それから3週間ほどで、まず、からだ全体が軽くなったように感じ、やがて頭痛や肩こりなどの不快な症状や、気分の落ち込みが薄らいでいきました。

その後も、3カ月ほどマカを飲み続け、体調がもどったころに妊娠したことを知りました。三女を出産してから1年後でした。そのため、マカを一時、やめていましたが、知り合いでマカを飲んでいる人から、妊娠中もマカを飲んだ方が、元気な赤ちゃんが生まれる、ときいて妊娠6カ月めから、また飲み始めています。これで母子ともに元気に過ごせるのではないかと、期待しています。

マカで、母乳がよく出るようになりました

〈泉田佐和子さん〈仮名〉・32歳・主婦〉

●やせた体質で、お乳の量が少なかった

わたしは、やせ気味の体質のせいか、乳房も小さく、長男をマーティー助産院で出産したあと、母乳の出があまりよくありませんでした。

わたしは、結婚前から、子どもは母乳で育てたほうが豊かな人格形成ができる、と考えていました。

知人から、近所にあったマーティー助産院のホームページを教えられ、そこで紹介されていた妊娠や出産についての考え方に共鳴したので、自宅で出産することを決心しました。特に、「人間は哺乳動物なので、母乳で育てることがベター」「生まれて直後の赤ちゃんには、母乳を与えることによって母親の乳首を覚え、乳の出もよくなる」などの授乳のポリシーは、わたしがずっと考えてきた「赤ちゃんを、母乳で育てたい」という希望と一致していたのです。

マーティー助産院で行われる出産、産後のケアについては、どなたかが述べていると思うので割愛しますが、自宅での長男の出産は比較的軽いお産ですみました。

●お乳がよく出ない……

しかし、心配していたとおり、お乳の出があまりよくありません。マーティー助産院で教わったとおり、からだが冷えないように注意し、頻回にお乳をすわせ食事は粗食を心がけ、穀物中心で野菜や海草類、小魚などを食べることを心がけましたが、食べられる量が限られるし、お乳の方も心持ち出やすくなったかな、という程度の効果しかありませんでした。

仕方なく人工ミルクを足そうかと思っていたときに、マーティー助産院でマカをすすめられました。

●マカで、お乳がよく出るようになって、母子ともに満足です

マカを飲みはじめて2週間ぐらいたつと、お乳がよく出るようになったのです。マカは、不妊症に効果がある、とは聞いていたのですが、お乳の出にも効く、ということを実際に体験し、大いにマカに感謝しました。

現在、生後4カ月がたち、長男は順調に育っています。母乳で育った彼が、りっぱに成人することを願ってやみません。離乳食後も、産後の体調回復のために、マカを飲み続けたいと思います。

このおふたり以外にも、「三人めの出産後に悩まされていたうつ状態、不定愁訴がマカを飲んで2カ月でうそのように解消した」「10年間、産婦人科で不妊症の治療を続けていたが妊娠できず、あきらめていたときに夫婦でマカを飲みはじめたら、3カ月で妊娠した」などの、うれしいマカ効果のご報告が、マーティー助産院から届いています。

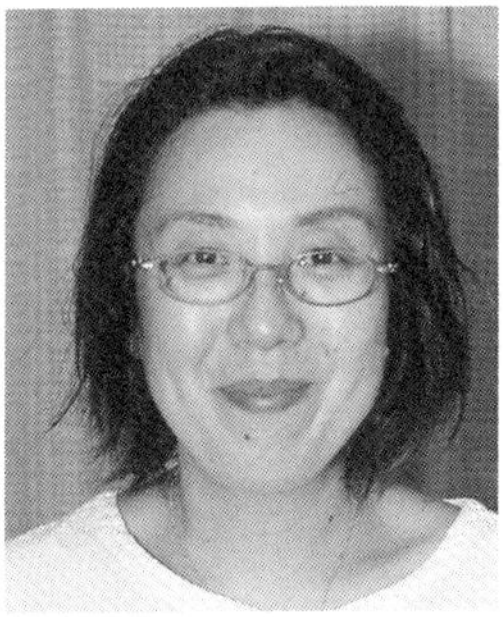
マーティー・まりこさん

このように、マカは、全国のお産の施設で、産後のひだちの改善、不妊症の解消などに高い効果をあげているのです。

なお、今回マカのすぐれた効果について取材に協力していただいたマーティー助産院の院長マーティー・まりこさんはガーナへ移住され、ご活躍中です。

ありがとうマカ 19人の不妊症克服報告

平成15年4月22日　第1刷発行

監修者　小野倫一
　　　　グローリア・チャコン
発行者　日高裕明
発　行　株式会社ハート出版

〒171-0014
東京都豊島区池袋3-9-23
TEL. 03-3590-6077
FAX. 03-3590-6078

定価はカバーに表示してあります

印刷・製本／中央精版印刷

ISBN4-89295-480-2 C2077

合わない枕は病気をつくる

さつきが丘医院院長・医学博士　奥山隆保

いびき・肩こり・頭痛・不眠・首筋の痛み…原因は枕にあった。首の老化が深刻化。中高年必見の科学的「首にやさしい枕」徹底解明。

1300円

人に聞けない前立腺・泌尿器の問題と解決

苫小牧泌尿器科クリニック院長・医学博士　林　謙治

豊富なイラストとマンガで、前立腺・泌尿器の最新治療・手術をわかりやすく紹介。おしっこや性の悩みについても詳しく答える。

1300円

人に聞けない性感染症(STD)の問題と解決

苫小牧泌尿器科クリニック院長・医学博士　林　謙治

正しいセックス、避妊、予防、治療の対策マニュアル。イラスト、マンガで図解しているので中高生でも読みやすい。

1300円

人に聞けない痔の問題と解決

くにもと病院院長　国本正雄

痛くない、恥ずかしくない、だから怖くない…。人に優しい治療法・手術をイラストとマンガでわかりやすく紹介。

1300円

なぜ笑うと便秘が治るの？

くにもと病院院長　国本正雄

食物繊維よりも効く！　笑いの「腹作用」。意外な真実に著者もびっくり。地元旭川で超人気、簡単便利？な便秘解消術！

1200円

もうおしっこで悩まない

高橋クリニック院長　高橋知宏

尿の色、尿の出方、回数などで分かる疑われる病気。前立腺がんをはじめ泌尿器の病気を事前チェックで早期予防に役立つ。

1400円

表示は本体価格。価格は将来変わることがあります。